郑州大学 内分泌 疑难病研讨会

ZHENGZHOUDAXUE
NEIFENMI YINANBING
YANTAOHUI SHINIANJICUI

十 年 集 萃

主编 ◎ 秦贵军

 郑州大学出版社

郑 州

图书在版编目（CIP）数据

郑州大学内分泌疑难病研讨会十年集萃/秦贵军主编. —郑州：
郑州大学出版社,2018.11
ISBN 978-7-5645-5908-3

Ⅰ.①郑…　Ⅱ.①秦…　Ⅲ.①内分泌病-诊疗　Ⅳ.①R58

中国版本图书馆 CIP 数据核字（2018）第 246693 号

郑州大学出版社出版发行

郑州市大学路 40 号　　　　　　　　邮政编码:450052
出版人:张功员　　　　　　　　　　发行电话:0371-66966070
全国新华书店经销
河南文华印务有限公司印制
开本:710 mm×1 010 mm　1/16
印张:14.5
字数:276 千字
版次:2018 年 11 月第 1 版　　　　印次:2018 年 11 月第 1 次印刷

书号:ISBN 978-7-5645-5908-3　　　定价:86.00 元
本书如有印装质量问题,请向本社调换

编委名单

主　编　秦贵军

副主编　李志臻　赵艳艳　杜培洁　任　蕾

编　委　（按姓氏拼音排序）

安淑敏	白悦心	董义光	杜培洁
樊大贝	郭　丰	郝　晓	黄凤娇
吉鸿飞	李　冲	李　珊	李志臻
粟夏连	刘　飞	刘双双	刘彦玲
刘艳霞	马晓君	马笑堃	孟栋栋
秦贵军	任高飞	任　蕾	邵明玮
孙良阁	汪丽娟	王　芳	王　娇
王守俊	王　祥	王　阳	王志芳
王志敏	吴丽娜	吴文迅	许莉军
闫昱杉	余　勤	翟绍忠	张崇祥
张好好	张会娟	张丽侠	张梦阳
张鹏宇	张　莹	张颖辉	赵　迪
赵琳琳	赵水英	赵艳艳	郑丽丽
郑　鑫	周莹莹		

前言

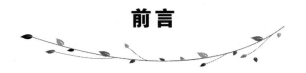

　　随着科技的进步,目前大多数疾病能够正确诊断,但有少数疾病的临床诊断仍有困难,甚至误诊和误治。究其原因,客观上缺乏对某些疾病特异的诊断方法,主观上存在对疾病资料的收集分析、认识和推理不全面,因此临床医生迫切需要通过典型病例学习,提高对疾病的识别和诊治能力。为此,我科收集了郑州大学内分泌疑难病研讨会10年来的部分典型病例,供广大临床医生参考和学习。

　　郑州大学内分泌疑难病研讨会于2007年由郑州大学第一附属医院内分泌科发起,每年举办一次,提供1个专题,由郑州大学第一附属医院和第二附属医院提供4~5个病例,来自河南及周边省份的500余名内分泌专业医生参与讨论,并由提供病例的医师进行病历总结。这些病例涉及内分泌系统各个系统,既有临床上的难治疾病,如难治性甲状腺突眼,也有罕见的内分泌遗传性疾病等。郑州大学疑难病研讨论会举办10余年来,为河南省及周边省市的内分泌科医生提供了学习、交流的平台,极大地提高了河南省内分泌疾病的诊断和治疗水平。

　　该书共有6篇,介绍了30个内分泌疾病,从病历介绍,到诊疗过程,再到对该疾病的总结,力求既有翔实全面的内容、深入浅出的推理,又能把握疾病诊疗的前沿。该书是一本实用的临床内分泌手册,适用于内分泌专业的研究生、临床医师等阅读。

　　本书出版过程中得到了科室多位老教授以及诸多同仁的关心、帮助和指导,在此一并表示感谢! 本书的编写由我科多个亚专业学组的医师参与。由于时间仓促、水平有限,仍有许多不足之处,希望读者在阅读过程中提出问题、指出错误,以供我们再版时改正。

编者

2018. 8. 1

目录

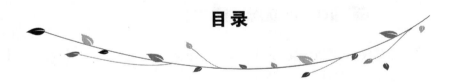

1

第四篇　甲状腺疾病

第五篇　代谢性疾病

第六篇　骨代谢疾病

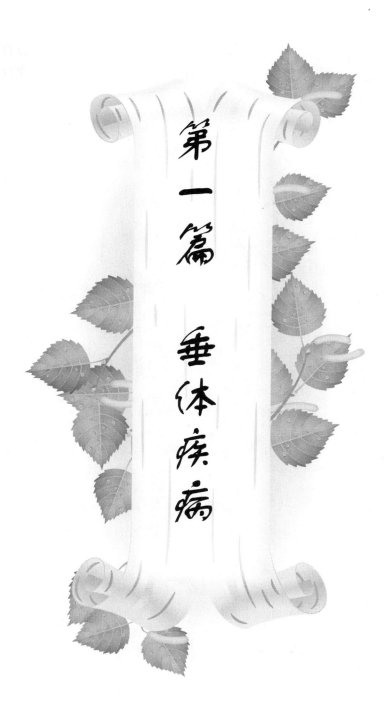

第一篇　垂体疾病

多饮、多尿伴头痛、呕吐

一、病史与查体

患者,男,11 岁,以"烦渴、多饮、多尿 1 个月,头痛、恶心、呕吐 3 d"为主诉于 2015 年 3 月入院。患者于 1 个月前无明显诱因出现烦渴、多饮(日饮水量 8~10 L)、多尿(与日饮水量相当,日排尿次数 10 余次,夜尿 6 次),喜冷饮,当地医院测血糖正常,未治疗。3 d 前出现头痛、恶心、呕吐,呕吐与进食有关,白天为著,呕吐物为胃内容物,非喷射性,头痛前额为重,呈持续性钝痛,无视力下降、复视、面色苍白、大汗淋漓,无烦躁、意识障碍、发热,当地医院查尿常规:尿比重 1.005;垂体 MRI:神经垂体显示不清。门诊以"尿崩症"收入院。发病以来,神志清,精神、食欲一般,睡眠、大便正常,小便如上述,体重无明显变化。

既往患湿疹 10 年,现应用药物治疗,仍有双手皮肤瘙痒、粗糙、蜕皮。

个人史、家族史:无特殊。

查体:T 36.6 ℃,P 80 次/min,R 20 次/min,BP 110/60 mmHg,H 152.5 cm(位于同龄同性别第 50~70 百分位),Wt 39.0 kg(位于同龄同性别第 50 百分位),体型匀称,全身浅表淋巴结未触及,头颅无畸形,颈强直(−),甲状腺未触及,心肺腹查体无异常,双下肢无水肿,双侧巴宾斯基征(−)。

二、实验室及影像学检查

1. 2015 年 2 月当地医院检查

(1)尿常规:尿比重 1.005↓。

(2)垂体 MRI 平扫:①神经垂体显示不清(神经垂体高信号消失)。②蝶窦黏膜下囊肿(长径约 19 mm)。③腺样体肥大,鼻中隔略偏曲(图 1−1,图 1−2)。

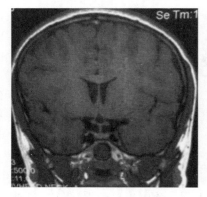
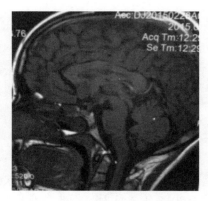

图 1-1　垂体 MRI T1 平扫（冠状位）　　图 1-2　垂体 MRI T1 平扫（矢状位）

2. 入院后相关检查

（1）晨血渗透压 304 mOsm/kg；晨尿渗透压 116 mOsm/kg。

（2）生长激素、胰岛素样生长因子-1、甲状腺功能、促肾上腺皮质激素-皮质醇（ACTH-COR）节律、24 h 尿游离皮质醇、癌胚抗原、甲胎蛋白、β 绒毛膜促性腺激素均正常。

（3）血常规、粪常规、肝功能、肾功能、电解质、凝血功能、传染病四项、血脂、心电图、眼底、视野、眼压均正常。

（4）影像学检查：①胸部及左手腕平片，心肺膈未见明显异常；左手腕约符合男孩 9~10 岁骨龄。②腹部、泌尿系、心脏、睾丸彩超，未见明显异常；残余尿量正常。

三、诊治经过

完善常规及垂体相关激素等检查后，因患者有烦渴、多尿、多饮，每日尿量 8~10 L，尿渗透量 116 mOsm/kg，提示尿崩症，故为进一步明确诊断，行禁水加压试验，结果如下（表 1-1）：

表 1-1　禁水加压试验结果

时间	尿量（mL）	血压（mmHg）	心率（次/min）	体重（kg）	尿比重	尿渗透压（mOsm/kg）	血渗透压（mOsm/kg）	血钠（mmol/L）
8 点	142	120/80	96	35.0	1.006	250	302	155
9 点	38	110/80	100	35.0	1.014	394		
10 点	40	118/80	99	35.0	1.014	422		
11 点	43.5	120/78	78	35.0	1.010	379		
12 点	45.5	120/84	90	35.0	1.010	391	305	156
13 点	20	114/90	90	35.0	1.022	663	314	155

自前 1 d 晚 10 点后禁食水；12 点注射垂体后叶素 5 U

　　根据患者禁水加压试验结果,中枢性尿崩症诊断明确,需进一步查找有无继发病因。患者已于当地医院查垂体MRI,请我院MRI室会诊意见:患者垂体柄显示良好,垂体大小在正常范围内,垂体后叶高信号消失,符合尿崩症垂体MRI表现(图1-3~图1-5)。因头痛请鼻科会诊后查鼻窦CT:双侧筛窦黏膜增厚,左侧蝶窦内见液性密度影,余窦腔内未见异常密度影,双侧下鼻甲黏膜增厚,鼻中隔尚居中。诊断意见:双侧筛窦及左侧蝶窦炎。给予去氨加压素服用后头痛症状有所缓解,每日出入水量减少至4 000~5 000 mL,考虑到患者年龄较小,故建议其密切随访。出院诊断:中枢性尿崩症(部分性)。出院用药:去氨加压素片早上、睡前各50 μg。

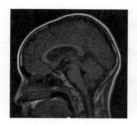 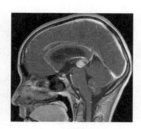 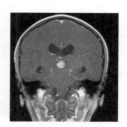

图1-3　MRI平扫　　　　图1-4　MRI增强　　　　图1-5　MRI增强
　　（矢状位）　　　　　　　　（矢状位）　　　　　　　　（冠状位）

　　出院后监测患者出入水量波动在每日4 000~5 000 mL,夜尿1次,但头痛不能完全缓解,仍间断恶心、呕吐,发作时至当地医院查电解质正常。出院3个月后出现头痛、恶心、呕吐加重,再次至我院,完善相关检查:查3次尿渗透量:116 mOsm/kg(4am)、93 mOsm/kg(6am)、107 mOsm/kg(11pm);电解质、肾功能、肝功能正常,调整药物用量为去氨加压素片(弥凝)早、中、晚各50 μg;调整后尿量、入水量每日2 000~3 000 mL,仍有头痛,不能排除存在颅内病变可能,复查MRI平扫+增强:①鞍上区及松果体区占位性病变,考虑生殖细胞瘤? ②脑积水。

　　因患者MRI提示生殖细胞瘤可能,且患者起病年龄小,应用去氨加压素后症状不能完全缓解,故进一步行生殖细胞瘤相关检查:①行血、脑脊液甲胎蛋白、β绒毛膜促性腺激素检查正常;②行颈椎、胸椎、腰椎MRI平扫及增强未见明显病变征象;③行脑脊液细胞学检查发现生殖细胞瘤细胞。

　　诊断:颅内生殖细胞瘤,梗阻性脑积水(非交通性脑积水)。

　　行鞍区、松果体放射治疗2次,化疗1次,头痛明显减轻,恶心、呕吐消失。治疗后1个月复查MRI(图1-6):松果体区占位性病变明显缩小,脑积水明显缓解。

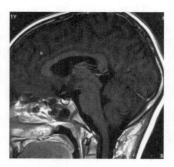

图1-6 复查 MRI

四、最终诊断

生殖细胞瘤;梗阻性脑积水;中枢性尿崩症(部分性)。

五、总结讨论

生殖细胞瘤(germinoma)是颅内生殖细胞瘤(intracranial germ cell tumors,icGCTs)的一种,好发于儿童和青少年。icGCTs 占儿童颅内肿瘤的 2% ~3%。日本近期的一项研究发现,其在以日本为代表的东亚地区年发病率与以美国为代表的西方国家相似(0.189/10 万和 0.148/10 万),男女发病率比约为 3∶1。松果体区 icGCTs 几乎都是男性(11.5∶1),而非松果体区男女比例大约为 1.9∶1[1]。

生殖细胞瘤最常见临床症状包括颅内压增高、尿崩症、垂体前叶功能减退、视力视野障碍等,因临床表现明显而就诊早,经常首诊时 MRI 无特殊发现。Tarng[2]等发现一名 13 岁男孩,以尿崩症就诊,诊断为特发性中枢性尿崩症,1 年后复查脑 CT、肿瘤标志物仍均正常,无神经系统症状,但 3 年后出现颅内压升高,人绒毛膜促性腺激素(β-HCG)升高,MRI 发现颅内生殖细胞瘤。Mootha[3]等随诊了 9 例 MRI 仅有垂体柄增粗,开始诊断为特发性中枢性尿崩症的儿童患者,后来的 MRI 及其他检查证实 8 例为颅内生殖细胞瘤患者。此外,文献报道中枢性尿崩症是许多颅内生殖细胞瘤的最早临床表现,最易受累的垂体前叶功能是生长激素缺乏,且应用去氨加压素治疗后效果常欠佳。因此中枢性尿崩症,尤其合并生长激素缺乏、去氨加压素治疗效果欠佳时,结合发病年龄和 MRI 检查结果,应高度怀疑颅内生殖细胞瘤,如起病时颅内无占位性病变,需密切随访,定期复查垂体 MRI。

本例患儿以中枢性尿崩症起病,起病时垂体 MRI 无异常表现,去氨加压素治疗后症状不能完全缓解,随访过程中复查 MRI 发现鞍上区及松果体区占位性病变。因此,结合本例患儿,对特发性中枢性尿崩症患者,特别是儿童尿崩症患者,应该密切随诊,每 3~6 个月复查垂体 MRI,定期随访检查垂体功能、血清及脑脊液肿瘤标志物(甲胎蛋白、绒毛膜促性腺激素)等,且需注意观察去氨加压素治疗是否有效。

增强磁共振成像检查是发现病灶最好的影像学检查方法。活组织病理检查是生殖细胞肿瘤诊断的金标准。Jinguji 等[4] 提出手术活体组织检查,尤其对于垂体柄增粗患者的确诊以及临床治疗决策的选择非常必要,除非手术活体组织检查并发症风险极高,所有患者都应该取得病理学证据。如可行活组织病理检查,因部分为混合性肿瘤,故尽可能多部位取材。由于颅内生殖细胞瘤细胞容易随脑脊液播散种植转移,因此可通过脑脊液细胞学查找肿瘤细胞来诊断颅内生殖细胞瘤。但脱落细胞数量少,检出困难,需多次取脑脊液进行检查,标本通过离心浓缩、迅速送检,对提高检出率有一定作用。本例患儿行脑脊液细胞学检查后找到生殖细胞瘤细胞而明确诊断。此外,脑脊液中一些肿瘤标志物升高对特定肿瘤有提示作用,如甲胎蛋白增高提示内胚窦瘤、卵黄囊瘤可能,β-HCG 轻度升高提示肿瘤含有合体滋养层巨细胞成分,而 β-HCG 明显升高则提示绒毛膜癌可能。

在无法取得病理诊断时,临床上大多利用生殖细胞瘤对射线敏感的特点进行诊断性放疗。如病灶明显缩小或消失,临床即诊断为生殖细胞瘤。对于诊断性放疗的标准,多数研究者采用常规分割照射瘤区 15~20 Gy 的剂量,以增强 MRI 上病灶最大径缩小 80% 以上为阳性标准。如未达到诊断性放疗病灶缩小的标准,临床需要考虑其他病变,其中包括非生殖细胞瘤性生殖细胞肿瘤(NGGCT)或混合性肿瘤,也有非肿瘤性病变(如朗格汉斯细胞组织细胞增生症、淋巴细胞性垂体炎等)[5]。

目前在越来越多的生殖细胞瘤能得到病理诊断的情况下,以病理为指导的治疗应得到充分重视。放射治疗对生殖细胞瘤疗效好,但儿童及青少年患者全脑全脊髓放疗后可能出现生长发育及神经认知功能损害。生殖细胞瘤对化疗也敏感,但单独应用化疗治疗生殖细胞瘤复发率高且复发时间早[6]。故目前更多研究倾向于进行"化疗合并减量、减范围放射治疗的综合治疗模式"。在综合治疗中,化疗方案一般均以铂类为基础。本例患儿在脑脊液检查取得病理诊断后,行放、化疗结合的综合治疗,头痛等症状明显减轻,病灶较治疗前明显缩小。

总之,对特发性中枢性尿崩症患者,特别是儿童尿崩症患者,应该密切随诊,每 3~6 个月复查垂体 MRI,且需注意观察去氨加压素(弥凝)治疗是否有效。对生殖细胞瘤的诊断需要全面考虑,要结合患者临床表现、影像学检查、血清或脑脊液中肿瘤标记物,放、化疗的情况及足够标本量的病理学结果进行综合诊断。随着医疗技术的进步,越来越多的患儿能够通过微创技术取得病理样本,为制订最佳治疗方案、评估预后奠定了基础。不提倡盲目地施行"诊断性放疗"或"诊断性化疗"。

参考文献

[1]MCCARTHY B J,SHIBUI S,KAYAMA T,et al. Primary CNS germ cell tumors in Japan and the United States:an analysis of 4 tumor registries[J]. Neuro Oncol,2012,14(9):1194-1200.

[2]TARNG D C,HUANG T P. Diabetes insipidus as an early sign of pineal tumor[J]. Am J Nephrol,1995,15:161-164.

[3]MOOTHA S L,BARKOVICH A J,GRUMBACH M M,et al. Idiopathic hypothalamic diabetes insipidus, pituitary stalk thickening, and the occult intracranial germinoma in children and adolescents[J]. J Clin Endocrinol Metab, 1997,82:1362-1367.

[4]JINGUJI S,NISHIYAMA K,YOSHIMURA J,et al. Endoscopic biopsies of lesions associated with a thickened pituitary stalk[J]. Acta Neurochir,2013, 155(1):119-124.

[5]连欣,张福泉.原发性颅内生殖细胞肿瘤的诊断和治疗[J].协和医学杂志,2014(2):197-201.

[6]KANAMORI M,KUMABE T,SAITO R,et al. Optimal treatment strategy for intracranial germ cell tumors:a single institution analysis[J]. J Neurosurg Pediatr,2009,4:506-514.

（撰写者:张莹;指导老师:秦贵军）

生长迟缓、性腺不发育

一、病史与查体

患者,男,18岁,以"身高增长缓慢5年,性腺不发育8个月"为主诉入院。5年前患者家属发现患儿身高增长缓慢,较同龄人矮,身高为143 cm,平均每年身高增加约3 cm,饮食差,挑食,不爱活动,智力与同龄人相当,嗅觉正常,视力正常。当地医院行生长激素激发试验显示生长激素缺乏,骨龄片显示骨龄延迟,相当于9岁骨龄,诊断为"生长激素缺乏症",开始应用"重组人生长激素针"治疗,共应用14个月,身高增加14~16 cm,后自行停药。8个月前患者家属发现患儿性腺不发育,未变声,无喉结,无胡须、腋毛、阴毛生长,阴茎短小,无嗅觉丧失或减退,无唇裂、听力减退,无头痛、视力下降、视野缺损,无烦渴、多饮、多尿,日饮水量约2 L,夜尿0~1次,无怕冷、记忆力减退,无软弱无力、恶心、呕吐。当地医院查性激素六项:LH 1.4 mIU/mL,FSH 0.86 mIU/mL,T 0.11 ng/mL,未诊治。发病以来,神志清,精神可,饮食可,睡眠可,大小便无异常,体重随年龄逐渐增长,近7个月体重增加6~7 kg。

既往史:既往体健,无高血压、心脏病病史,无糖尿病、脑血管疾病病史,无肝炎、结核、疟疾病史,10年前鼻唇沟处皮肤外伤,外科缝合3针后愈合良好。

生长发育史:系第1胎第1产,母亲孕期无患病,有短期服用感冒药史(具体不详),无服用保健品史,足月产,臀先露,有难产史,出生体重3 kg,出生身长不详。母乳和人工混合喂养,无拒食、呕吐、哭闹,6个月添加辅食,1岁余会说话、走路。幼时易生病、感冒。上学期间学习位于班级前十名,与同学相处融洽。自幼比同龄人矮小,13岁时明显矮于同龄人,一直未变声。

家族史:父母均体健,父亲身高172 cm,母亲身高170 cm,1妹体健,生长发育正常。家族中无类似疾病患者。

查体:T 36.5 ℃,P 65次/min,R 16次/min,BP 95/62 mmHg,H 163.3 cm(位于同年龄、同性别第3百分位),Wt 60 kg(位于同年龄、同性别第25~50百分位),BMI 22.50 kg/m²,发育迟缓,营养中等,体型匀称,神志清晰,自主体位,面容与表情安静,查体合作。全身皮肤干燥,皮肤颜色正常,温度正常,无瘀点、紫癜,无胡须、腋毛、阴毛,汗毛色淡。全身浅表淋巴结未触及肿大。双肺呼吸音清晰,未闻及干、湿性啰音,心率 65 次/min,律齐,各瓣膜听诊区未闻及杂音,无心包摩擦音。腹平坦,未触及包块。肝脾肋缘下未触及,肾区无叩击痛。阴茎长约 3 cm,睾丸:左/右 = 3/3 mL,肛门未见异常。脊柱活动度正常,四肢活动自如,双下肢无水肿。

二、实验室及影像学检查

1. 既往检查 ①生长激素激发试验(2007-06 胰岛素低血糖试验):0 min 1.39 ng/mL,15 min 1.49 ng/mL,60 min 1.60 ng/mL,90 min 1.62 ng/mL,120 min 1.0 ng/mL;②17-OHP(2007-06-28):0.11 ng/mL(0.07~1.53);③骨龄片(2011-12-28):左腕示有 8 块骨化中心;④性激素六项(2012-02-01):LH 1.4 mIU/mL(1.7~8.6),FSH 0.86 mIU/mL(1.5~12.4),E_2 16.01 pg/mL(13.5~59.5),P 0.06 ng/mL(0.2~1.4),T 0.11 ng/mL(2.8~8.0),PRL 5.51 ng/mL(4.0~15.2)

2. 入院后完善相关检查 肝功能、肾功能、血脂、血糖、电解质正常,心电图、胸片、腹部彩超正常。

3. 内分泌相关检查

(1)性激素六项:LH 0.97 mIU/mL(1.14~8.75),FSH 1.14 mIU/mL(0.95~11.95),E_2 < 10 pg/mL(<11~44),P 0.20 ng/mL(0.1~0.2),T 0.30 ng/mL(1.42~9.23),PRL 15.09 ng/mL(3.46~19.4)。

(2)甲状腺功能:FT_3 4.77 pmol/L(3.8~7),FT_4 6.91 pmol/L(7.9~18.4),TSH 3.02 μIU/mL(0.34~5.6)。

(3)ACTH-COR 节律:ACTH(pg/mL)8am 20.5(7.2~63.3),4pm 14.2,0am 10.9;COR(μg/dL)8am 4.8(7~27),4pm 3.2,0am 1.8。

(4)24 h 尿游离皮质醇 38 nmol/d(73~372),24 h 尿量 2.5 L。

(5)晨尿渗透量 709 mOsm/kg,血渗透压 297 mOsm/kg。

(6)GnRH 激发试验(达必佳试验):FSH(mIU/mL)-15 min 0.9,0 min 0.88,30 min 0.99,60 min 1.06,120 min 1.17;LH(mIU/mL)-15 min 0.92,0 min 0.84,30 min 1.38,60 min 1.88,120 min 2.11。

(7)染色体结果:46,XY。

(8)骨龄片:符合 15 岁骨龄。

(9)睾丸彩超:影像描述双侧睾丸等大,左侧约 16 mm×8 mm×13 mm,右侧约 17 mm×8 mm×13 mm,形态正常,包膜光滑,实质回声均匀,诊断意见:双侧睾丸体积小。

(10)垂体 MRI:影像描述垂体变薄,垂体柄显示不清,神经垂体异位,考虑垂体柄中断综合征(图1-7,图1-8)。

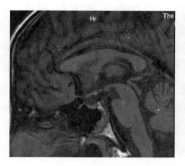
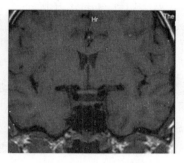

图1-7　垂体 MRI 平扫(矢状位)　　图1-8　垂体 MRI 平扫(冠状位)

三、诊治经过

根据患者病史、实验室检查及影像学检查,初步诊断为:垂体柄中断综合征(继发性肾上腺皮质功能减退症,低促性腺素性功能减退症,继发性甲状腺功能减退症,生长激素缺乏症)。予以补充糖皮质激素、甲状腺激素、HCG 针等激素替代治疗:①强的松 5 mg,每日早上 8 点服用;②优甲乐 12.50 μg,每日 1 次,早饭前 30 min 服用;③绒促性素针(HCG)每次 2 000 IU,隔日 1 次,肌内注射;④建议应用 HCG 针治疗的同时,继续应用生长激素治疗。

四、最终诊断

垂体柄中断综合征(继发性肾上腺皮质功能减退症,低促性腺性性腺功能减退症,继发性甲状腺功能减退症,生长激素缺乏症)。

五、总结讨论

垂体柄中断综合征(pituitary stalk interruption syndrome,PSIS)是指垂体柄缺如或明显变细,合并垂体后叶异位,下丘脑分泌的激素不能通过垂体柄输送到垂体,使垂体前叶发育不良所致的临床系列症候群[1]。PSIS 临床表现为不同程度的垂体前叶激素分泌缺乏,常表现为生长迟缓、青春期不发育等,影像学特征为垂体柄缺如或纤细,垂体后叶正常高信号消失异位,垂体前叶发育不良[2]。该病临床较少见,对该病认识不足易导致漏诊,近年来随着 MRI 的应用,PSIS 作为一种影像学诊断,逐渐为人们所认识。

PSIS 的病因及发病机制目前尚未明确,有研究认为与围生期异常有关[3],围生期窒息所致缺氧缺血及产伤致垂体柄损伤或断裂及垂体损害,而外伤破坏垂体柄往往合并尿崩症,或者仅有尿崩症,但尿崩症在 PSIS 患者相对少见。近来研究发现在异位垂体后叶高信号的儿童中有 54% 为正常分娩,下丘脑和垂体先天性发育异常本身可致胎儿运动异常,它是臀位分娩的原因而不是结果,因此认为基因突变导致下丘脑和垂体先天性发育异常,进而导致分娩时胎位异常[4]。另外,有学者发现 PSIS 患者常伴有 Chiari 畸形、视隔发育不良、胼胝体萎缩、左颈内动脉缺如、单中切牙、隐睾、小阴茎、乳头发育不良等中线结构发育异常,认为先天发育异常可能是 PSIS 的病因之一[2]。

PSIS 临床上早在新生儿期就有表现,包括小阴茎、隐睾、低血糖症等,往往被忽视。在儿童期,最常见的表现是生长发育迟缓,骨龄延迟。至青春期,男性患者表现为第二性征发育不良,缺乏阴毛、腋毛及喉结等;女性患者除无阴毛、腋毛外,还伴有乳房、卵巢发育不良及幼稚子宫。PSIS 患者常存在多种垂体激素缺乏,最常见的为生长激素缺乏,其他依次为性腺激素、肾上腺皮质激素、甲状腺激素,部分可合并垂体后叶功能障碍,出现中枢性尿崩症。PSIS 的影像学表现为垂体柄消失或显著变细、垂体后叶异位和前叶发育不良,Rodriguez 等[5]报道,26 例 PSIS 中 88.4% 垂体前叶发育不良,88.4% 完全性垂体柄缺失,11.6% 垂体柄纤细,96.1% 垂体后叶异位。异位垂体后叶高信号可能缘于胚胎期神经的不完全迁移,这种迁移异常可以是部分的,也可以是完全的,故临床上异位可在不同部位[2]。

本例患者出生时臀先露,有难产史,自幼身高较同龄人矮小,青春期后身高明显矮于同龄人,且无第二性征发育,实验室检查显示生长激素缺乏,继发性肾上腺皮质功能减退,低促性腺性性腺功能减退,继发性甲状腺功能减退,无尿崩症表现。垂体 MRI 显示垂体较薄,垂体柄显示不清,神经垂体异位,符合垂体柄中断综合征的诊断。

对有出生异常先露史或难产史的患儿,嘱咐家属观察患儿身高增长及性腺发育情况,及时发现异常,及时就诊。医生在临床诊疗中对于以生长迟缓就诊的患儿应详细了解出生史,有无难产史,仔细询问胎位、产式、产次、窒息抢救史、母亲孕龄、患儿身高增长等情况,全面检查垂体激素水平,常规行垂体 MRI 检查,以免造成漏诊、误诊。发现 PSIS 须全面评估垂体前叶及各靶腺轴和垂体后叶的功能,必要时行禁水加压素试验,以免漏诊;对于青春期前的患者应做随访,及时发现病变,及时治疗。

参考文献

[1] TAUBER M, CHEVREI J, DIENE G, et al. Long－term evolution of endocrine disorders and effect of GH therapy in 35 patients with pituitary stalk in-

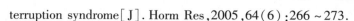

terruption syndrome［J］. Horm Res,2005,64(6):266~273.

［2］PINTO G,NETCHINE I,SOBRIER M L,et al. Pituitary stalk interruptionsyndrome:a clinical-biological-genetic assessment of its pathogenesis［J］. Clin Endocrinol Metab,1997,82:3450-3454.

［3］KRONENBERG H M,MELMED S,POLONSKY K S,el al. Williams Textbook of Endocrinology［M］. 11th ed. Philadelphia PA USA:Saunders Elsevier,2008,155-243.

［4］YANG Y,GUO Q H,WANG B A,et al. Pituitary stalk interruption syndrome in 58 Chinese patients:clinical features and genetic analysis［J］. Clin Endocrinol(Oxf),2013,79(1):86-92.

［5］FEMANDEZ-RODRIGUEZ E,QUINTEIRO C,BARREIRO J,et al. Pituitary stalk dysgenesis-induced hypopituitarism in adult patients:prevalence, evolution of hormone dysfunction and genetic analysis［J］. Neuroendocrinology, 2011,93:181-188.

（撰写者:张颖辉;指导老师:李志臻）

多饮、多尿、垂体柄异常信号

一、病史与查体

患者,女,37岁,以"口渴、多饮、多尿4年,闭经3年半"为主诉于2016年3月入院。4年前出现口渴、多饮、多尿,每日饮水量约5 000 mL,夜间需饮水、排尿3~4次,无头痛、发热、视力改变,无心悸、多食、消瘦,未诊治。3年半前闭经,3年前查性激素六项:FSH 7.38 mIU/mL,LH 3.15 mIU/mL,E_2 23 pg/mL,T 0.31 ng/mL,PRL 14.8 ng/mL,P 0.14 ng/mL;甲状腺功能:FT_3 5.89 pmol/L,FT_4 11.43 pmol/L,TSH 3.65 μIU/mL;24 h-UFC 132 nmol/d;ACTH-COR 节律:ACTH 8am 25.6 pg/mL,0am 13.1 pg/mL;COR 8am 16.1 μg/dL,0am 7.6 μg/dL;ESR、CRP、RF、ENA 酶谱均阴性。胸部正位片及甲状腺彩超未见明显异常。垂体 MRI:①垂体柄异常信号;②垂体后叶高信号消失;③垂体左份异常信号。行禁水加压试验:禁水 12 h 时尿量 100 mL,血渗透压 334 mOsm/kg,尿渗透压 326 mOsm/kg,注射垂体后叶素 5 U后 2 h 尿量为 30 mL,尿渗透压 618 mOsm/kg,血渗透压 342 mOsm/kg,诊断为:①垂体柄增粗性质待查;②垂体功能减退(中枢性尿崩症,性腺功能减退症)。给予"去氨加压素片(弥凝)每次 0.1 mg,每日 2 次"治疗,多饮、多尿症状明显减轻。曾服雌激素及孕激素治疗,行经 2 次。病程中,无发热、咳嗽、气喘、胸闷,无骨痛、骨折。发病以来,精神、食欲、睡眠正常,体重增加约 5 kg。

既往体健,无"高血压""糖尿病"病史。8 年前剖宫产 1 女婴,产后母乳喂养。产后至发病前月经规律,家族中无类似病史。

查体:T 36.5 ℃,P 80 次/min,R 18 次/min,BP 126/64 mmHg,发育正常,神清语利,自动体位,查体合作,全身皮肤黏膜无皮疹、出血点、色素沉着,浅表淋巴结未触及,眉毛无脱落,口唇较干,粗测视力正常,甲状腺未触及,双乳触发泌乳阴性,双肺呼吸音清,未闻及明显干、湿性啰音,心率 80 次/min,律齐,各瓣膜听诊区未闻及病理性杂音。腹软,未触及包块,肝脾肋下未触及,双下肢无水肿。

二、实验室及影像学检查

患者入院后完善检查:IGF-1 173 ng/mL;ACTH-COR 节律:ACTH 8am

20.2 pg/mL,0am 431 pg/mL,COR 8am 25.7 μg/dL,0am 17.8 μg/dL;24 h-UFC 318 nmol/d;晨尿渗透压 334 mOsm/kg,同时测血渗透压 305 mOsm/kg;性激素六项:FSH 0.71 mIU/mL,LH 0.15 mIU/mL,E_2<10 pg/mL,P 0.78 ng/mL,T 0.51 ng/mL,PRL>200 ng/mL;β-HCG<0.1 mIU/mL;甲状腺功能、CEA、AFP、ESR、CRP、风湿全套均正常;乳腺钼靶:双乳腺增生;彩超:甲状腺未见明显异常;垂体 MRI 平扫加动态增强:垂体柄增粗,明显强化,与 2013 年 3 月比较较前增粗;胸部 CT 未见明显异常;全身骨扫描未见明显异常。

三、诊治经过

根据患者病史、实验室检查及影像学检查,初步诊断为:①垂体柄增粗性质待查;②垂体功能减退。给予弥凝、溴隐亭对症治疗,并嘱患者密切随诊。

2016 年 8 月患者再次随诊,复查发现腺垂体功能较前进一步减低,垂体 MRI 显示较 2016 年 3 月病变范围增大。历次检查结果如下表(表 1-2 ~ 表 1-4)。

表 1-2 历次性激素六项

时间	FSH (mIU/mL)	LH (mIU/mL)	E_2 (pg/mL)	P (ng/mL)	PRL (ng/mL)
2013-03	7.38	3.15	23	0.14	14.8
2016-03	0.71	0.15	<10	0.78	>200
2016-08	0.70	0.34	<10	0.68	1.61

表 1-3 历次 ACTH-COR 节律、24 h-UFC

时间	ACTH(pg/mL)		COR(μg/dL)		24 h-UFC(nmol/d)
	8am (7.0~61.1)	0am	8am (7~27)	0am	(73~372)
2013-03	25.6	13.1	16.1	7.6	132
2016-03	20.2	43.1	25.7	17.8	318
2016-08	10.1	8.9	12.4	10.1	—

表1-4　历次甲状腺功能

时间	FT₃(pmol/L) (3.28~6.47)	FT₄(pmol/L) (7.9~18.4)	TSH(μIU/mL) (0.34~5.6)
2013-03	5.89	11.43	3.65
2016-03	5.02	10.15	2.98
2016-08	3.98	5.98	3.0

历次垂体 MRI 检查如图 1-9 ~ 图 1-16。

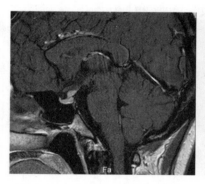

图1-9　2013 年 3 月 垂体 MRI
T1 增强(矢状位)

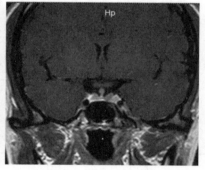

图1-10　2013 年 3 月 垂体 MRI
T1 增强(冠状位)

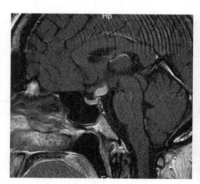

图1-11　2016 年 3 月 垂体 MRI
T1 增强(矢状位)

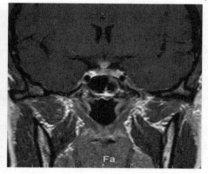

图1-12　2016 年 3 月 垂体 MRI
T1 增强(冠状位)

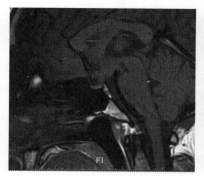
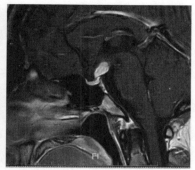

图 1-13　2016 年 8 月 垂体 MRI
T1 平扫(矢状位)

图 1-14　2016 年 8 月 垂体 MRI
T1 增强(矢状位)

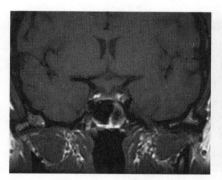
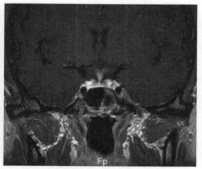

图 1-15　2016 年 8 月 垂体 MRI T1
平扫(冠状位)

图 1-16　2016 年 8 月 垂体 MRI
T1 增强(冠状位)

　　2016 年 9 月患者因发热再次入院,入院后体温波动在 37.3~38 ℃,复查性激素六项、ACTH-COR 节律、24 h-UFC 均较前明显减低,ESR、CRP、p-CT、胸部 CT、骨扫描、血 HCG、AFP、CEA 均正常。垂体 MRI 显示垂体柄明显增粗(图 1-17,图 1-18)。

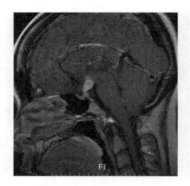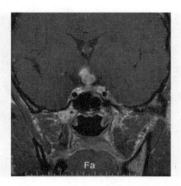

图 1-17 2016 年 9 月垂体 MRI　　　图 1-18 2016 年 9 月垂体 MRI
　　T1 增强（矢状位）　　　　　　　　　T1 增强（冠状位）

　　患者垂体柄病变进展迅速,垂体功能持续降低,为明确病变性质,行"经鼻经蝶窦垂体柄活检术",病理结果回示:少许垂体组织,可见上皮样肉芽肿。免疫组化结果（图 1-19）:AE1/AE3（-）,CD3（+）,CD68（+）,CgA（-）,Syn（+）,CD1α（+）,Langering（+）,S-100（+）。诊断为:朗格汉斯细胞组织增生症。

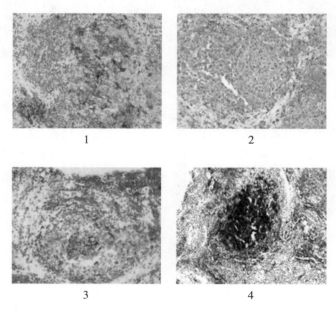

图 1-19　组织病理结果

　　1. CD1a 免疫组化（×200）;2. CD68 免疫组化（×200）;3. Langerin 免疫组化（×200）;4. S100 免疫组化（×200）

活检术后应用氢化可的松静脉滴注,无再发热。查性激素六项:FSH 0.22 mIU/mL,LH<0.1 mIU/mL,E_2<5 pg/mL,T<0.03 ng/mL,PRL 47.75 ng/mL,P<0.03 ng/mL;甲状腺功能:FT_3 3.71 pmol/L,FT_4 7.85 pmol/L,TSH 0.23 μIU/mL。

2016 年 11 月至 2017 年 4 月,行 MA 方案(甲氨蝶呤+阿糖胞苷)化疗 5 次,期间因血细胞减少行对症支持治疗。2017 年 7 月复查垂体 MRI 平扫加动态增强显示:垂体柄病变范围缩小(图 1-20 ~ 图 1-23)。

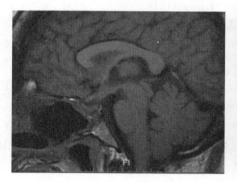

图 1-20　2017 年 7 月 垂体 MRI 平扫
(矢状位)

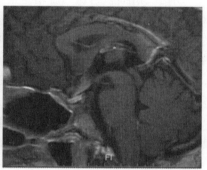

图 1-21　2017 年 7 月 垂体 MRI 增
强(矢状位)

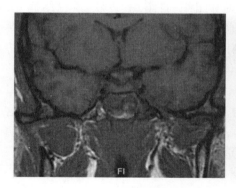

图 1-22　2017 年 7 月 垂体 MRI 平扫
(冠状位)

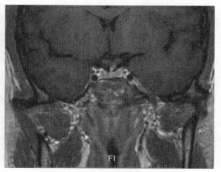

图 1-23　2017 年 7 月 垂体 MRI 增强
(冠状位)

复查甲状腺功能:FT_3 5.11 pmol/L,FT_4 4.46 pmol/L,TSH 2.03 μIU/mL;电解质:钾 4.34 mmol/L,钠 143.0 mmol/L,氯 103.0 mmol/L;空腹血糖:5.16 mmol/L。继续给予激素替代治疗:①氢化可的松片每日清晨 20 mg;②去氨加压素片(弥凝)50 μg/次,3 次/d;③左甲状腺素片(优甲乐)50 μg/次,1 次/d;④溴隐亭片每天 1.25 mg。

四、最终诊断

朗格汉斯细胞组织细胞增生症(Langerhans cell histocytosis,LCH):全垂体功能减退(继发性肾上腺皮质功能减退症,继发性甲状腺功能减退症,继发性性腺功能减退症,中枢性尿崩症)。

五、总结讨论

朗格汉斯细胞组织细胞增生症是一组以朗格汉斯细胞(Langerhans cell,LCs)克隆性增生和聚集为特点的疾病,其发病率极低,50%发生在1~15岁的儿童,儿童发病率为(2~10)/100万,但成人亦可见[1]。成人发病率为(1~2)/100万。

该病临床表现差异大,轻者仅累及皮肤,重者累及多器官并造成重要脏器功能损害。LCH临床分型分为2种:①单系统LCH(single system LCH,ss-LCH)指仅见1个器官/系统受累(单病灶或多病灶),包括骨、皮肤淋巴结、肺、下丘脑-垂体/中枢神经系统、其他(如甲状腺、胸腺);②多系统LCH(multi-system LCH,ms-LCH)指的是≥2个器官受累[2]。

LCH累及下丘脑-垂体时,取决于受累部位不同,可表现为中枢性尿崩症、垂体前叶功能减退症、视力障碍等。本例患者以中枢性尿崩症起病,且至活组织检查明确病理诊断时,未发现肺组织、骨组织、皮肤、淋巴结病变,但仍在持续随访中,以期及早发现其他病变。单纯累及下丘脑-垂体的ss-LCH非常罕见。Prosh等回顾了54例以中枢性尿崩症起病的LCH,在随访过程中,仅9%单纯累及下丘脑-垂体,其余均出现下丘脑-垂体以外的病变[3]。

在影像学上,累及下丘脑-垂体的LCH最常见的表现为垂体柄增粗,这也是本病例在发病时的特征性影像学表现。而垂体柄增粗病变的发病疾病谱广泛,对其病因的诊断一直以来就是内分泌科和神经外科临床工作的一个棘手问题。Di Iorgi等[4]将垂体柄增粗定义如下:垂体柄近端宽度>3 mm,或远端宽度>2 mm。关于增粗程度,定义如下:轻度增粗3.1~3.9 mm,中度增粗4.0~6.5 mm,重度增粗>6.5 mm。垂体柄增粗的病因学包括:肿瘤(如生殖细胞瘤、颅咽管瘤、肺癌/淋巴癌等转移癌、星形细胞瘤等);炎性病变(如LCH、淋巴细胞垂体炎、肉芽肿性垂体炎、韦格纳肉芽肿等);先天性疾病(如垂体后叶异位、Rathke囊肿、垂体囊肿等)。对成人而言,炎性疾病多见,而对于青少年和儿童则应首先考虑生殖细胞瘤及先天性疾病。

就临床特征而言,本病例的典型表现为中枢性尿崩症和垂体前叶功能减退,这二者并不是LCH特征性的临床表现。有学者随诊了27例儿童中枢性尿崩症合并垂体柄增粗者,在平均3年的随访中,最终4例诊断为生殖细胞瘤,5例诊断为LCH,17例诊断为特发性中枢性尿崩症(CDI)[5]。对好发于儿童青少年的生殖细胞瘤而言,其临床表现亦可以为中枢性尿崩症和垂体前叶功能减退,影像学表现亦可以单纯垂体柄增粗开始,与LCH难以鉴别。生殖细胞肿瘤可分为生殖细胞瘤和非生殖细胞瘤来源的生殖细胞瘤。由于生殖细胞瘤常经脑脊液播散,脑脊液细胞学检查发现瘤细胞以及血清及脑脊液中β-HCG、AFP升高支持生殖细胞肿瘤的诊断。但有相当一部分生殖细胞肿瘤并不伴有血清及脑脊液中β-HCG、AFP升高。对其他的炎性疾病,如淋巴细胞垂体炎等而言,也常以中枢性尿崩症和垂体前叶功能减退为临床表现,但其多见于女性,尤其是妊娠后期和产后,部分淋巴细胞垂体炎具有一定的自限性,可自行缓解,可助鉴别。

通常认为垂体柄增粗若合并其他部位病变,如肺、骨等病变,则支持LCH的诊断,但临床诊断仍不特异。垂体柄活检是确诊垂体柄增粗病因的金标准。主要有经蝶窦垂体柄活检和经脑室垂体柄活检两种方式。若合并有鞍区占位者,经蝶窦取材相对更容易。但考虑到垂体柄手术活检本身存在风险,需要在获益-风险之间做权衡。有学者认为轻中度增粗的垂体柄病变不推荐进行垂体柄活检。垂体柄活检适用于出现临床症状或垂体柄进行性增粗的患者。本例患者以开始发现垂体柄增粗至明确诊断历经3年多的时间,除中枢性尿崩症外,垂体前叶功能减退逐渐加重,MRI显示病变范围逐渐增大,最终通过病理确定诊断。

LCH的治疗策略是基于危险度分组的分层治疗,治疗目标与治疗恶性疾病不同,是为了纠正导致LCs、巨噬细胞、淋巴细胞大量增殖的细胞因子的表达,而不是清除某个异常细胞克隆。在国际上,国际组织协会的LCH-Ⅰ/Ⅱ/Ⅲ系列研究方案是比较知名的治疗LCH的多中心研究。化疗仍是治疗LCH的主要方法,国内化疗常采用甲基泼尼松龙、长春新碱、环磷酰胺、甲氨蝶呤、VM26等药物组成的化疗方案,有一定的疗效。近年,针对BRAF基因的靶向治疗也进行了临床研究[6]。

总之,垂体柄增粗的病变诊断富有挑战性,往往需要长期随访观察。一般来说,在中枢性尿崩症诊断3年内,大多数生殖细胞肿瘤和炎性疾病通过密切随访可被明确诊断。而仅累及垂体柄的LCH则面临更大的挑战,因患者可能在中枢性尿崩症诊断5~10年才累及骨、皮肤、肺等组织。内分泌方面,大多数垂体柄增粗者在诊断中枢性尿崩症1年内出现垂体前叶功能减退,故推荐随访的前2年内需每6月随访1次,此后每年随访1次。

参考文献

[1]MINKOV M. Multisystem Langerhans cell histiocytosis in children:current treatment and future directions[J]. Paediatr Drugs,2011,13(2):75−86.

[2]HAUPT R,MINKOV M,ASTIGARRAGA I,et al:Euro Histio Network. Langerhans cell histiocytosis (LCH):guidelines for diagnosis,clinical work−up, and treatment for patients till the age of 18 years[J]. Pediatr Blood Cancer, 2013,60(2):175−184.

[3]PROSCH H,GMIS N,PRAYER D,et al. Central diabetes insipidus as presenting symptom of Langerhans cell histiocytosis[J]. Pediatr Blood Cancer, 2004,43(5):594−599.

[4]DI IORGI N,MORANA G M. Pituitary stalk thickening on MRI:when is the best time to re−scan and how long should we continue rescanning for? [J]. Clin Endocrinol,2015,83(4):449−455.

[5]LEGER J L,VELASQUEZ A,GAREL C,et al. Thickened pituitary stalk on magnetic resonance imaging in children with central diabetes insipidus[J]. J Clin Endocrinol Metab,1999,84(6):1954−1960.

[6]高怡瑾. 朗格汉斯组织细胞增生症现代临床研究进展[J]. 中国小儿血液与肿瘤杂志,2014,19(5):225−229.

（撰写者:李志臻;指导老师:郑丽丽）

血压高伴全身水肿、面圆

一、病史与查体

患者,女,53 岁,以"血压高 1 年半,全身水肿 2 个月"为主诉于 2017 年 2 月入院。患者于 1 年半前体检测血压 180/100 mmHg,无头晕、头痛,无恶心、呕吐,无心悸、胸闷、大汗淋漓,无视物模糊,未治疗。2 个月前出现全身水肿,由颜面水肿开始逐渐发展至全身,双下肢为著。伴面圆、胸闷、乏力,偶有心慌、气喘,2 个月内体重增加 10 kg,无头痛、恶心、呕吐,无面色苍白,未诊治。1 个月前至当地医院查电解质:钙 2.86 mmol/L(2.2～2.7),钾 2.90 mmol/L(3.5～5.3),血钠正常;甲状旁腺素:184.256 pg/mL(11～81);8 点血皮质醇:49.378 μg/dL,16 点皮质醇:42.0 μg/dL(2.9～17.3);血醛固酮(立位):105.599 pg/mL(40～310)。垂体 MRI:垂体前叶左侧部稍膨隆,建议增强扫描排除微腺瘤。甲状腺、甲状旁腺、肾上腺 CT:弥漫性甲状腺肿? 双侧肾上腺未见明显异常。泌尿系彩超:双肾及肾动脉未见异常。给予降脂、利尿等对症治疗(具体药物不详),水肿无明显好转。7 d 前水肿明显加重,当地医院测血压最高达 200/110 mmHg,口服"厄贝沙坦片、尼莫地平片(剂量不详)",血压波动于 130/90 mmHg 左右。现为求进一步诊治来我院,发病以来,神志清、精神可,食欲正常,睡眠正常,大小便正常,体重增加 10 kg。

既往史、个人史、婚姻史:无特殊。

月经生育史:月经周期规则,51 岁绝经。孕 4 产 4,足月顺产 3 女 1 子,无产后大出血及产褥感染史。

家族史:父体健,母亲逝于"胃癌"。2 妹 1 弟,其中 1 妹患"垂体泌乳素瘤、双侧甲状旁腺瘤",1 弟患"甲状旁腺功能亢进症",余 1 妹体健。3 女 1 子均体健。

查体:T 36.6 ℃,P 96 次/min,BP 140/90 mmHg,H 160 cm,Wt 81.0 kg,BMI 31.64 kg/m^2,体型肥胖,多血质面容,满月脸,向心性肥胖,颈部脂肪垫,轻度黑棘皮改变。皮肤无紫纹。心肺腹(-),颜面及双下肢中度指陷性水肿。

二、实验室及影像学检查

患者入院后相关检查:

1. 血、尿、粪常规正常;血生化示:ALT 68 U/L,AST 31 U/L,白蛋白 37.3 g/L,球蛋白 17.5 g/L,LDH 411 U/L,TC 5.80 mmol/L,TG 3.80 mmol/L,LDL 3.95 mmol/L。

2. BNP:1 233.00 pg/mL(0～125)。

3. 肿瘤标志物全套:CEA 5.941 ng/mL(0～5),余正常。

4. 糖化血红蛋白:6.10%。

5. 骨代谢指标:25－羟基维生素 D_3 15.60 ng/mL(>18),骨钙素 7.90 ng/mL,β-CTX 0.50 ng/mL,PTH 128 pg/mL(同步血钙:2.61 mmol/L)(15～65)。

6. GH:0.06 ng/mL(0.06～5);IGF-1:141 ng/mL(87～238)。

7. 胃泌素:3.86 pmol/L(1～15)。

8. 性激素六项:FSH 13.49 mIU/mL,LH 2.53 mIU/mL,E_2 24.00 pg/m,P 0.76 ng/mL,T 1.46 ng/mL,PRL:62.17 ng/mL(5.18～26.5)。

9. 血、尿电解质(表1-5)。

表1-5　血、尿电解质

电解质	血(mmol/L)			尿(mmol/24 h)
	(2月18日)	(2月19日)	(2月22日)	(2月20日)
钾	2.7 (3.5～5.1)	3.59	3.9	57.1 (25.6～100)
钙	2.69 (2.1～2.55)	2.64*	2.61	7.54 (2.7～7.5)
钠	141 (137～145)	150	145	261.6 (130～217)
氯	98 (98～107)	103	97.5	207.3 (110～250)
磷	0.99 (0.81～1.9)	0.94	1.86	23.52 (16.1～42)

* 同步 PTH 47.3 pg/mL(15～65),白蛋白 37.3 g/L(35～55)

10. ACTH-COR 节律(表 1-6)。

表 1-6　ACTH-COR 节律

时间	ACTH(pg/mL)	COR(μg/dL)
8am	182.0 (7.0~66.1)	44.20 (7~27)
4pm	108.00	30.10
0am	155.00	37.20

11. 24 h-UFC:1 195.00 nmol(73~372),24 h 尿量 2.40 L。

12. OGTT+胰岛功能检测(表 1-7)。

表 1-7　OGTT+胰岛功能检测

时间(min)	血糖(mmol/L)	胰岛素(μU/mL)
0	6.1	9.70(2.2-11.6)
30	8.8	32.5
60	9.5	34.4
120	8.2	27.2
180	4.4	8.60

13. 大、小剂量地塞米松抑制试验(表 1-8)。

表 1-8　大、小剂量地塞米松抑制试验

项目	对照	LDDST 后	HDDST 后
ACTH(pg/mL)	183	154	115
COR(μg/dL)	36.4	46.0	29.0
24 h-UFC(nmol/d)	998	1 418	814

14. 腹部彩超:肝胆胰脾未见异常;泌尿系超声:未见明显异常;颈部浅表超声:甲状腺左侧叶及右侧叶囊实性结节(3 级);心脏超声:左房大左室壁及室间隔增厚,主动脉瓣退行性病变并少量反流左室舒张功能下降。

15. 心电图:多数导联 T 波平坦。

16. 骨密度:腰椎部及股骨颈部骨质疏松。

17. 垂体 MRI 平扫+增强:垂体左份较右份稍厚(图 1-24,图 1-25)。

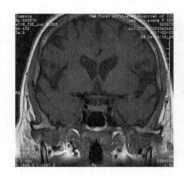 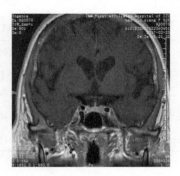

图 1-24　垂体 MRI T1 平扫　　　图 1-25　垂体 MRI T1 增强
（冠状位）　　　　　　　　　　　　（冠状位）

18. 甲状旁腺显像:甲状旁腺 MIBI 双时相平面显像阴性;左上胸部见片状放射性浓集(图 1-26)。

19. 胸部 X 射线:左上肺门区占位(图 1-27)。

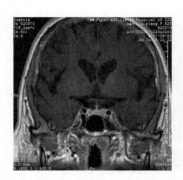 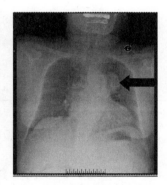

图 1-26　甲状旁腺显像　　　　　图 1-27　胸部平片(正位)

箭头所示为前上纵隔占位所在处

20. 胸部 CT 增强:①前上纵隔占位,考虑胸腺瘤可能。②双肺散在小结节,考虑炎性结节(图 1-28,图 1-29)。

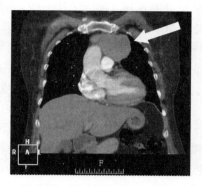

图 1-28　胸部 CT 增强 (肺窗)
箭头所示为前上纵隔占位所在处

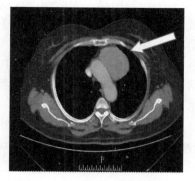

图 1-29　胸部 CT 增强 (肺窗)
箭头所示为前上纵隔占位所在处

21. CT 引导下纵隔肿物穿刺,病理结果:神经内分泌肿瘤,符合非典型类癌。免疫组化:AE_1/AE_3(核旁+),CK-L(+),CD56(+),Syn(+),PTH(-),LCA(-),TdT(-),CD5(-),P63(-),Ki-67(15% ~20%+)。

22. PET-CT:①前上纵隔左侧软组织肿块影代谢较活跃,胸腺瘤? 建议结合病理。②右肺下叶及左肺多个高密度小结节影,代谢未见异常,建议随诊观察。③左侧基底节区腔梗;脑白质脱髓鞘;老年性脑萎缩。④双侧筛窦炎;右侧蝶窦囊肿。⑤子宫体部囊肿;双侧输卵管结扎术后改变。

由于患者的病变累及多个内分泌腺体:①血钙升高同时血 PTH 不低,原发性甲状旁腺功能亢进症诊断明确;②地塞米松抑制试验提示 ACTH 依赖的库欣综合征,但垂体 MRI 未发现确切占位病变,大剂量地塞米松抑制试验不被抑制,结合患者存在高雄激素血症的情况,异位 ACTH 综合征不能除外;③病理证实的纵隔神经内分泌肿瘤;④甲状腺结节。综上,初步考虑是否存在多发性内分泌腺瘤(MEN),在积极进行下一步治疗的同时,采血进行基因检测,结果提示 *men-1* 基因 c.482G>A 位点存在杂合突变。

三、诊治经过

根据患者病史、实验室检查及影像学检查,初步诊断为:①多发性内分泌腺瘤病 1 型(MEN-1)(原发性甲状旁腺功能亢进症,垂体微腺瘤? 胸腺瘤);②高血压:ACTH 依赖库欣综合征? 原发性高血压? ③结节性甲状腺肿。给予护心、利尿、维持水和电解质平衡等对症支持治疗。

患者胸腺占位考虑神经内分泌肿瘤;关于甲状旁腺功能亢进,未发现明显甲状旁腺瘤,考虑甲状旁腺增生可能;由于患者存在 ACTH 依赖的皮质醇增多症,垂体病变考虑 ACTH 瘤可能;行 *men-1* 基因检测,携带突变基因,men-1 诊断明确。但肿瘤出现的时间及进展速度不确定,且一般随时间进展,病情越重,恶化程度越高,需手术处理患者多部位肿瘤,经全院会诊后综合意见:患者存在甲状旁腺增生、胸腺神经内分泌瘤、垂体 ACTH 瘤可能,符合 men-1 诊断,PET-CT 未发现其他部位占位,建议转至甲状腺外科,拟行甲状旁腺探查术联合纵隔肿瘤切除术,待术后恢复情况决定是否行垂体手术。

患者于 2017 年 3 月 7 日转入外科行甲状旁腺次全切术联合胸腔镜下纵隔肿瘤切除术(手术切除 3 个半甲状旁腺;纵隔肿瘤切除过程中发现肿瘤包膜不完整,侵及左无名静脉)。病理结果示:①甲状旁腺增生;②(纵隔肿瘤)不典型类癌,免疫组化 TG(-),CT(-),TTF-1(-),ACTH(-),PTH(-),CK(+),CD56(+),Syn(+),Ki-67(约 10% +)。

术后复查结果显示,患者血钙、PTH 恢复正常;ACTH、COR 水平明显下降,术后 1 个月后行小剂量地塞米松抑制试验显示可被抑制,提示患者 ACTH 依赖的皮质醇增多症在术后得以缓解。综上,考虑患者皮质醇增多症可能来源于胸腺神经内分泌肿瘤异位分泌的 ACTH(表 1-9 ~ 表 1-11)。

表 1-9 甲状旁腺素及电解质

日期	甲状旁腺素(pg/mL)(15~65)	钾(mmol/L)(3.5~5.5)	钙(mmol/L)(2~2.7)	磷(mmol/L)(0.81~1.9)
2017-02-19	47.30	3.59	2.64	0.94
2017-02-22	128.10	3.95	2.61	0.86
2017-03-07(手术)	17.47	2.66	2.10	1.61
2017-03-11	34.23	3.23	2.26	0.94
2017-04-11	45.43	3.65	2.13	1.29

表 1-10 ACTH-COR 节律

项目	日期	8am	4pm	0am
ACTH(pg/mL)	2017-03-17	49.9	30.3	35.2
	2017-04-04	57.3	36.6	33.0
COR(μg/dL)	2017-03-17	22.0	17.1	16.9
	2017-04-04	18.0	7.9	6.0

表 1-11　小剂量地塞米松抑制试验(2017.04.06)

项目	抑制前	抑制后
ACTH(pg/mL)	8.8	1.3
COR(μg/dL)	56.2	21.5
24 h-UFC(nmol/d)	193	58

四、最终诊断

多发性内分泌腺瘤病 1 型:①原发性甲状旁腺功能亢进症,甲状旁腺增生。②胸腺不典型类癌合并异位 ACTH 综合征。

五、总结讨论

多发性内分泌腺瘤病 1 型(multiple endocrine neoplasia-1,MEN-1)为一种多发肿瘤综合征,呈常染色体显性遗传,有明显家族遗传倾向。men-1 基因型与表型之间无明显相关性,但其缺失或突变是 men-1 和致病基因携带者必不可少的诊断依据。MEN-1 包括数十种肿瘤,临床表现纷繁复杂[1],主要表现为甲状旁腺腺瘤、胃肠胰肿瘤(以胃泌素瘤和胰岛素瘤常见)、垂体前叶瘤(以泌乳素瘤常见),以及胸腺类癌,肾上腺瘤等(表 1-12)[2]。患有 3 种主要肿瘤(甲状旁腺腺瘤、胃肠胰肿瘤和垂体前叶瘤)中的 2 种即可诊断为 MEN-1,1 种内分泌腺肿瘤伴 men-1 基因突变亦可诊断为 MEN-1,但应追踪随访有无其他内分泌肿瘤的发生。men-1 的缺失或突变是本病发生的最主要原因,其位于染色体 11q13,编码 610 个氨基酸蛋白,即 Menin 蛋白,其掌控细胞增殖的终止。men-1 基因缺失或突变,导致 Menin 蛋白被截断而丧失功能,神经内分泌细胞过度增生从而发生肿瘤[3]。

表 1-12　MEN-1 的临床表现及发病率

表现	部位	发病率
甲状旁腺腺瘤或增生		90%
肠胰肿瘤	胃泌素瘤	40%
	胰岛细胞瘤或增生	10%
	非功能性肿瘤	20%
	其他(胰高糖素瘤,血管活性肠肽瘤,胰多肽瘤,生长抑素瘤)	2%

续表1-12

表现	部位	发病率
垂体前叶肿瘤	泌乳素瘤	20%
	其他(GH瘤,GH/PRL瘤,TSH瘤,垂体ACTH瘤,无功能垂体瘤)	17%
肾上腺肿瘤	无功能性瘤	20%
	嗜铬细胞瘤	<1%
类癌	十二指肠类癌	10%
	支气管类癌	2%
	胸腺类癌	2%
皮肤肿瘤	面部血管纤维瘤	85%
	胶原纤维瘤	70%
	脂肪瘤	30%
其他	平滑肌瘤	10%

　　约90%的MEN-1患者以甲状旁腺功能亢进为首发症状,其临床表现与原发性甲状旁腺功能亢进基本相同,但具有如下特点:①开始为克隆细胞扩增导致的甲状旁腺细胞增生,继而形成腺瘤;②4个甲状旁腺同时受累;③反馈抑制甲状旁腺激素分泌的血钙阈值比正常生理浓度高1.0~1.4 mmol/L;④肿瘤虽为良性,但手术切除后易复发[1]。本例患者虽无典型甲状旁腺功能亢进症状,甲状旁腺MIBI双时相平面显像也提示阴性,但多次查甲状旁腺素、血钙升高,术后病理证实为甲状旁腺增生,术后甲状旁腺素、血钙逐渐恢复。

　　垂体前叶瘤相对少见,大多数为泌乳素瘤,多为良性,其次为垂体无功能瘤,少数可为GH瘤、TSH瘤和ACTH瘤等。MEN-1相关垂体前叶瘤与单纯性垂体前叶瘤相比具有以下特点:①MEN-1相关垂体前叶瘤更具有侵袭性,肿瘤可分为两种或两种以上的腺垂体激素,内分泌检查结果GH和PRL水平更高,可较单纯性垂体前叶瘤高达几倍,甚至几十倍;②对鞍区骨质更具破坏性;③肿瘤多为良性,可为多个病灶;④术后更易复发。本例患者的临床表现及实验室检查均提示ACTH依赖性库欣综合征,胸腺和甲状旁腺术后ACTH、COR水平恢复正常,小剂量地塞米松抑制试验可被抑制,证实库欣综合征得以缓解,考虑胸腺肿瘤合并异位ACTH可能性大。另外,本患者PRL轻度升高,虽垂体MRI未发现明显占位,但垂体左、右份不对称,不能完全排除垂体泌乳素瘤的可能,应密切随访垂体病变。

胸腺类癌为 MEN-1 的不典型肿瘤组分,发病率低而致死率高,为 MEN-1 患者死亡的重要原因。其为一种罕见的起源于胚胎时期前肠原始内分泌细胞的低度恶性肿瘤。根据形态和分化程度,可分为:典型胸腺类癌(低度恶性)、非典型类癌(中度恶性)和低分化肿瘤(高度恶性)[4]。本例患者术后病理结果为不典型类癌。虽然免疫组化 ACTH(-),但术后多次复查 ACTH-COR 节律、24 h 尿 UFC 恢复正常,且小剂量地塞米松抑制试验可被抑制,故本例患者为免疫组化 ACTH(-)的胸腺不典型类癌并异源性 ACTH 分泌综合征。本例免疫组化 ACTH(-)的原因可能为:①测量标本数量少及标本的不均一性;②在石蜡标本制作过程中,某些细胞抗原表位在组织标本固定和脱钙过程中遭到破坏,造成假阴性;③技术人员和病理科医生的业务水平的差异。

MEN-1 有家族聚集倾向。有一个或以上一级亲属患有内分泌肿瘤中的 1 种即可诊断为家族性 MEN-1,家族史是临床诊断 MEN-1 综合征的重要线索[5]。因此对 MEN-1 患者的登记、随访非常重要。本病例患者外周血、甲状旁腺及胸腺类癌组织基因检测:men-1 基因突变位于第三外显子 c.482G>A(p. Gly161Asp)(NM_00244.3),该位点测序峰图为杂峰,提示杂合突变。家族中多人存在 men-1 基因突变,且突变位点一致,但临床表现存在差异(图 1-30,表 1-13)。

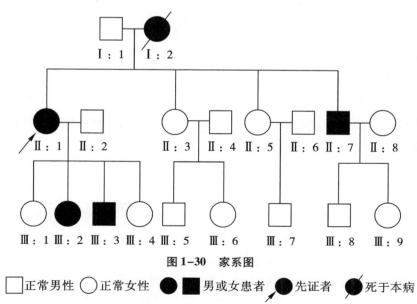

图 1-30 家系图

□ 正常男性　○ 正常女性　● ■ 男或女患者　● 先证者　● 死于本病

先证者 1 妹(Ⅱ:5),47 岁,6 年前发现垂体泌乳素瘤,1 年前左下肢骨折,实验室检查示血钙:3.08 mmol/L;PTH:426.6 ng/mL;泌乳素:105.7 ng/mL。超声示双侧甲状旁腺区实性低回声结节;甲状旁腺显像加断层融合显像阳性;垂体 MRI 示垂体腺瘤;腹部 CT 示左肾多发小结石;骨密度示重度骨质疏松;垂体泌乳素瘤、双侧甲状旁腺瘤,符合 MEN-1 临床诊断,且 men-1 基因检测存在突变,且突变位点与先证者一致。应用双磷酸盐及鲑鱼降钙素后,血钙逐渐下降,行甲状旁腺次全切术,术后病理为双侧甲状旁腺瘤,复查血钙和 PTH 逐渐恢复。目前患者口服溴隐亭 2.5 mg 每日 2 次,PRL 可控制在正常范围内,定期随访。

先证者弟弟(Ⅱ:7),45 岁,1 年前发现多发肾结石,现检测血钙、PTH 均偏高,men-1 基因检测存在突变,且突变位点与先证者一致,定期随访。

先证者母亲(Ⅰ:2)死于胃癌;先证者父亲(Ⅰ:1)现 80 岁,体健,men-1 基因检测未发生突变;该家系中先证者及 1 妹、1 弟均有 men-1 基因突变,父亲无此突变,结合其母胃癌的病史,推测为母系遗传。对包括先证者在内的 18 位家系成员进行突变基因筛查,除上述 2 位患者外,另有 2 例成员携带 men-1 基因突变(Ⅲ:2、Ⅲ:3),年纪较轻(24~29 岁),甲状旁腺相关检查未见异常。

表 1-13　6 例患者基本信息和肿瘤发生情况

患者 ID	性别	发病年龄 (岁)	诊断年龄 (岁)	死亡年龄 (岁)	肿瘤类型
Ⅱ:1 (先证者)	女	53	53	在世	甲状旁腺增生、胸腺类癌
Ⅰ:2	女	66	–	70	胃癌(胃泌素瘤?)
Ⅱ:5	女	46	47	在世	垂体泌乳素瘤、甲状旁腺瘤
Ⅱ:7	男	44	45	在世	甲状旁腺功能亢进
Ⅲ:2	女	未发病	29	在世	无
Ⅲ:3	男	未发病	24	在世	无

MEN-1 治疗的总原则以手术切除病灶为主,内科治疗为辅[6]。

MEN-1 综合征中甲状旁腺 4 个腺体均可受累,切除其中 1~3 个,术后仍可复发,当血钙>3.0 mmol/L,有骨骼病变或肾结石者应手术,如患者同时合并胃泌素瘤,也可考虑手术,术后血钙降低可减少胃泌素分泌,也可使胰腺和垂体肿瘤组织减慢发展。甲状旁腺以增生为主并可伴有异位甲状旁腺增生可能,所以强调术后随访。

肠胰内分泌肿瘤中胃泌素瘤常为恶性、多灶性,定位难,易转移,手术时50%患者已有淋巴结转移,质子泵抑制剂可抑制胃酸及胃泌素的分泌,但对胃泌素瘤本身无任何作用。胰岛 B 细胞瘤多为多灶性,少数为单个,有人主张采用远端胰腺次全切术减少术后复发。

垂体肿瘤的治疗取决于临床类型和功能状态,目前治疗方案仍存在争议。国内专家认为对于 MEN-1 相关垂体腺瘤患者,采用以手术治疗为主,放射治疗和药物治疗为辅的治疗方案,可取得较好疗效。国外专家则认为需根据不同的情况,采取药物和(或)手术进行治疗。泌乳素腺瘤初始治疗选用多巴胺受体激动剂,如溴隐亭、喹高利特或卡麦角林等;对肢端肥大症的患者来说,生长抑素类药物是主要选择;如果以上治疗无效,可选择手术治疗;但促肾上腺皮质激素型腺瘤宜选用手术治疗。

类癌是 MEN-1 中唯一直接致死的肿瘤。对已发生胸腺类癌的患者应做扩大的全胸腺切除术,包括完整地切除肿瘤及全部胸腺组织,并清扫纵隔淋巴结。确诊 MEN-1 患者推荐甲状旁腺手术时同期行经颈的胸腺次全切除术,以预防胸腺类癌的发生。

其他肿瘤:包括肾上腺皮质肿瘤、松果体瘤和脂肪瘤等,原则上都宜采取手术治疗,但也要根据患者的临床表现的严重性和肿瘤的功能来决定。药物治疗肾上腺皮质有功能的肿瘤,可用肾上腺皮质类固醇激素合成抑制剂,如美替拉酮、酮康唑等。

MEN-1 的预后及并发症与单独的内分泌腺肿瘤基本相同。若 MEN-1 肿瘤良性,预后较好;若 MEN-1 肿瘤为恶性,则远期预后差。

在临床工作中,发生 MEN-1 患者发生各内分泌肿瘤是一个逐渐的过程。在尚未完全外显时,则仅表现为单一肿瘤。因此,很难区分某一单一内分泌肿瘤是 MEN-1 的早期表现,还是单纯内分泌肿瘤。Lemos 等[7]发现,58% 的 men-1 基因突变携带者有临床症状;13% 的 men-1 基因突变携带者仅有生化检查异常,而没有临床症状;剩余 29% 的 men-1 基因突变携带者既没有临床症状,也没有生化的异常,此时,行 men-1 基因筛查方则可明确诊断。因此,对于诊断明确的 MEN-1 患者、MEN-1 家庭成员、无临床症状的 men-1 基因突变携带者的一级亲属、高度怀疑的 MEN-1 患者应进行基因筛查[2]。MEN-1 可利用常染色体 11q 的 DNA 多态性序列做连锁分析或单链构象变异体分析进行遗传学检测,突变的肿瘤抑制基因来源于患者父母,对筛查出的突变基因携带者从 10 岁起,每 1～3 年监测血钙、PRL、GH、血糖、血清胰岛素、血皮质醇和胃泌素以及甲状腺彩超和垂体 MRI 等检查[8]。

近几年由于精准医学的普及、基因检测的应用及认识程度的提高,越来越多的 MEN-1 患者被早期发现,早期治疗,大大提高了患者的生存率。但由于 MEN-1 型涉及肿瘤类别多,临床表现多种多样,希望临床医生提高对该病的认识,避免漏诊误诊[9]。

参考文献

[1]廖二元.内分泌代谢病学[M].北京:人民卫生出版社,2012:961-963.

[2]THAKKER R V,NEWEY P J,WALLS G V,et al. Clinical Practice guidelines for multiple endocrine neoplasia typel(MEN-1)[J]. J Clin Endocrinol Metab,2012,97(9):2990-3011.

[3]SARKAR D,SU Z Z,LE BEDEVA I V,et al. MDA-7(IL24):Signaling and functional roles[J]. Biotechiques,2002,Suppl:30-39.

[4]TRAVIS W D,BRAMBILLA E,NICHOLSON A G,et al. The 2015 World Health Organization Classification of Lung Tumors:Impact of Genetic, Clinical and Radiologic Advances Since the 2004 Classification[J]. J Thorac Oncol,2015,10 (9):1243-1260.

[5]THAKKER R V. Multiple endocrine neoplasia type 1 (MEN-1)[J]. Best Pract Res Clin Endocrinol Metab,2010,24(3):355-370.

[6]加强对多发性内分泌腺瘤病 1 型的认识[J].内科急危重症杂志,2013,19(1):4-6.

[7]LEMOS M C,THAKKER R V. Multiple endocrine neoplasia type 1 (MEN1):analysis of 1336 mutations reported in the first decade following identification of the gene [J]. Hum Mutat,2008,29 (1):22-32.

[8]WALDMANN J,FENDRICH V,HABBE N,et al. Screening of patients with multiple endocrine neoplasia type l(MEN-1):a critical analysis of its value [J]. World J Surg,2009,33(6):1208-1218.

[9]YAMAZAKI M,SUZUKI S,KOSUGI S,et al. Delay in the diagnosis of multiple endocrine neoplasia type 1:typical symptoms are frequently overlooked [J]. Endocr J,2012,59(9):797-807.

(撰写者:郝晓;指导老师:栗夏连)

肥胖、身材矮小、性发育迟缓

一、病史与查体

患者，男，16 岁，以"肥胖 6 年，身材矮小 4 年，性发育迟缓 2 年"为主诉于 2015 年 8 月入院。患者于 6 年前逐渐出现肥胖，体重每年增加 5 ~ 6 kg；皮肤渐变粗糙，伴色素沉着，以颈部、腋窝为主。4 年前出现生长缓慢，身材较同龄人矮小，每年身高增长约 2 cm；智力与同龄人相当，学习成绩中上等。2 年前发现阴茎短小、乳房增大、阴毛稀少，无变声、喉结显现，无皮肤紫纹、水牛背、多血质外貌，无反应迟钝、音调低哑，无恶心、呕吐、便秘，无头痛、复视、多饮、多尿，无视野缺损及视力下降；3 d 前至外院就诊，行生长激素激发试验：0 min < 0.05 ng/mL，30 min < 0.05 ng/mL，60 min < 0.05 ng/mL，120 min < 0.05 ng/mL，180 min 0.6 ng/mL；骨龄符合 12 ~ 13 岁男孩，垂体 MRI 提示鞍区占位；垂体瘤可能，为进一步诊治收入院。发病以来，神志清，精神、食欲、睡眠正常，大小便正常，体重变化如上述。

个人史：患者系第 1 胎第 1 产，足月，顺产，出生身长 50 cm，体重 3 kg，无产伤窒息史。母乳喂养至 1 岁。智力发育与同龄人相符。既往体健，家族中无类似病史，父亲身高 176 cm，母亲身高 160 cm。

查体：T 36.5 ℃，P 74 次/min，R 18 次/min，BP 118/72 mmHg，H 150 cm，Wt 77 kg，BMI 34.2 kg/m²，发育正常，均匀性肥胖，自主体位，皮肤粗糙干燥，颈部、腋窝处皮肤可见黑棘皮样改变，浅表淋巴结未触及。颜面无水肿，眉毛无脱落，喉结未现，甲状腺 Ⅱ° 大，质韧，未触及结节，未闻及血管杂音；双肺呼吸音清，未闻及干、湿性啰音；叩诊心界不大，心率 74 次/min，律齐，心音低钝，各瓣膜听诊区未闻及杂音。腹软，未触及包块，肝脾肋下未触及，双下肢无水肿。双侧乳房发育（Tanner 2 期），阴茎长 4 cm，双侧睾丸体积均约 8 mL（Prader 睾丸计测量），阴囊有少量色素沉着，阴毛稀少（Tanner 2 期）。

二、实验室及影像学检查

1. 实验室检查

（1）血常规：RBC 3.77×10¹²/L（4.3 ~ 5.8），Hb 116.0g/L（130 ~ 175）。

（2）血脂：TC 6.64 mmol/L（<5.2），TG 4.61 mmol/L（<1.7），HDL－c

0.83 mmol/L（>0.91），LDL-c 4.15 mmol/L（<3.61）。

（3）甲状腺功能：FT_3 2.08 pmol/L（3.28～6.47），FT_4 3.89 pmol/L（7.9～18.4），TSH>100.00 μIU/mL（0.34～5.6）。

（4）甲状腺抗体：TPO Ab 255.28 IU/mL（0～34），TGAb 210.20 IU/mL（0～115），TRAb 0.70 IU/L（0～1.75）。

（5）性激素：FSH 4.48 mIU/mL（0.95～11.95），LH 1.43 mIU/mL（1.14～8.75），E_2 13 pg/mL（<11～44），P 0.13 ng/mL（<0.1～0.2），T 0.81 ng/mL（1.42～9.23），PRL 43.08 ng/mL（3.46～19.4）。

（6）基础生长激素<0.05 ng/mL，胰岛素样生长因子-1 5.70 ng/mL（7～45）。

（7）ACTH-COR 节律见表1-14。

表1-14　ACTH-COR 节律

时间	ACTH（pg/mL）	COR（μg/dL）
8am	22.9（7.0～61.1）	15.10（7～27）
4 pm	16.1	10.30
0am	11.5	5.9

（8）24 h 尿游离皮质醇 181 nmol（73～372）（尿量1.8 L）。

（9）曲普瑞林兴奋试验：方法，空腹状态8：00 皮下注射曲普瑞林100 μg，注射前15 min 及注射后0 min、30 min、60 min 和120 min 静脉取血，测定血浆 LH 和 FSH 水平（表1-15）。

表1-15　曲普瑞林兴奋试验

时间（min）	FSH（mIU/mL）	LH（mIU/mL）
-15	4.13	0.73
0	4.01	0.74
30	4.91	5.07
60	5.19	4.61
120	5.02	3.55

2.影像学检查

（1）骨密度：腰椎骨质疏松，股骨近端骨量减少。

（2）彩超：甲状腺弥漫性回声改变。

（3）垂体 MRI 平扫+增强：详见附图。

三、诊治经过

16 岁青少年男性，主要以肥胖、生长发育迟缓就诊，院外生长激素激发试验提示完全缺乏，骨龄落后，磁共振发现鞍区占位，拟诊垂体瘤收入院。入院后查甲状腺激素低、TSH>100 μIU/mL，甲状腺相关抗体阳性，符合原发性甲状腺功能减退症。生长发育迟缓、甲状腺功能异常、泌乳素轻度升高、垂体占位等表现，用原发性甲状腺功能减退症"一元论"可以解释，暂不考虑垂体瘤，初步诊断为：①桥本甲状腺炎，原发性甲状腺功能减退症，垂体增生？②继发性肥胖症；③胰岛素抵抗。予"左甲状腺素钠"替代治疗，治疗 2 个月后复查甲状腺功能正常，治疗 5 个月测身高增长 4 cm，体重减轻 5 kg，贫血纠正，血脂恢复正常，垂体已明显缩小至正常。治疗 17 个月后复查身高较初诊时增长 15 cm，阴茎增长至 8 cm，睾丸体积增大至 15 mL，阴毛明显生长（Tanner 4 期），乳房 Tanner 2 期，黑棘皮症减轻，查骨龄为 14 岁，复查各项内分泌激素结果见表 1-16 ~ 表 1-19。

表 1-16　历次甲状腺功能

时间	FT_3 (pmol/L) (3.28 ~ 6.47)	FT_4 (pmol/L) (7.9 ~ 18.4)	TSH（ μIU/mL ） (0.34 ~ 5.6)
治疗前	2.08	3.89	>100
治疗 2 个月	7.31	13.63	1.36
治疗 5 个月	5.05	8.80	2.44
治疗 17 个月	5.37	8.86	1.6

表 1-17　历次性激素六项

时间	FSH （ mIU/mL ）	LH （ mIU/mL ）	E_2 （ pg/mL ）	P （ ng/mL ）	PRL （ ng/mL ）	T （ ng/mL ）
治疗前	4.48	1.43	13	0.13	43.08	0.81
治疗 2 个月	2.42	1.17	20	<0.1	8.77	1.43
治疗 5 个月	2.95	1.95	15	0.16	11.64	4.32
治疗 17 个月	3.84	4.63	29	0.2	11.19	4.67

表 1-18　历次生长激素激发试验

时间	0 min （ng/mL）	15 min （ng/mL）	30 min （ng/mL）	60 min （ng/mL）	90 min （ng/mL）
治疗前	<0.05	<0.05	<0.05	<0.05	0.6
治疗 5 个月	0.7	3.1	12.1	9.3	0.6

表 1-19　历次 OGTT 及胰岛素释放试验

时间	GLU 0 min	GLU 30 min	GLU 60 min	GLU 120 min	GLU 180 min	INS 0 min	INS 30 min	INS 60 min	INS 120 min	INS 180 min
	（mmol/L）					（μU/mL）				
治疗前	5.9	7.5	7.6	6.6	5.3	41.3	111.0	173.0	252.0	118.0
治疗 5 个月	4.9	8.0	6.6	5.1	4.7	10.8	44.6	45.8	23.9	17.1
治疗 17 个月	5.2	6.7	6.2	5.8	4.2	11.2	63.8	71.2	50.5	12.7

左旋多巴、胰岛素低血糖联合激发试验方法:左旋多巴 10 mg/kg 口服,胰岛素 0.15 U/kg,2 mL 生理盐水稀释后空腹静脉注射,测定注射前和注射后 15 min、30 min、60 min 和 90 min 时的血糖和 GH 水平,血糖低于 2.8 mmol/L 为低血糖激发成功。

附图:历次垂体 MRI

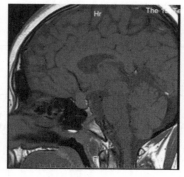

图 1-11　治疗前垂体 MRI T1 平扫
（矢状位）

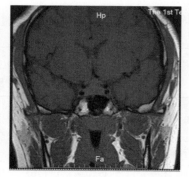

图 1-12　治疗前垂体 MRI T1 平扫
（冠状位）

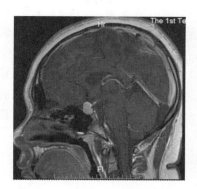

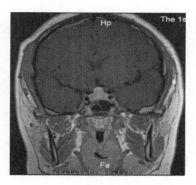

图 1–13　治疗前垂体 MRI T1 增强（矢状位）

图 1–14　治疗前垂体 MRI T1 增强（冠状位）

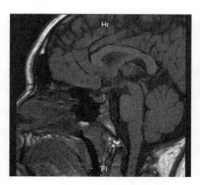

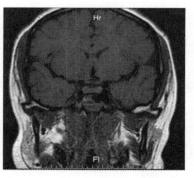

图 1–15　治疗 5 个月垂体 MRI T1 平扫（矢状位）

图 1–16　治疗 5 个月垂体 MRI T1 平扫（冠状位）

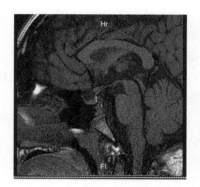

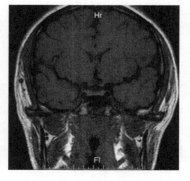

图 1–17　治疗 17 个月垂体 MRI T1 平扫（矢状位）

图 1–18　治疗 17 个月垂体 MRI T1 平扫（冠状位）

图 1–11 ～ 图 1–14 治疗前鞍区 MRI 显示垂体体积明显增大，向鞍上生

长,呈"葫芦状",大小约 19 mm×16 mm×12 mm,信号均匀,T1WI 呈等信号,垂体后叶短 T1 信号可见。增强扫描病变呈明显均匀强化。垂体柄大致居中,双侧海绵窦未见明显异常。

图 1-15 ~ 图 1-18 左甲状腺素治疗 5 个月及 17 个月后垂体体积逐渐缩小,矢状位病变形态从"葫芦状"变成"半月形",最后类似"月牙形";冠状位显示病变鞍上突出部分逐渐变小,病变上缘的形态呈膨隆—平坦—下陷顺序变化。

四、最终诊断

1. 桥本甲状腺炎(原发性甲状腺功能减退症,垂体病理性增生)。
2. 继发性肥胖症。
3. 胰岛素抵抗。

五、总结讨论

本例青少年患者,主要以肥胖、身材矮小、生长发育迟缓就诊,低代谢症状不突出,辅助检查提示生长激素分泌低下,FT_3、FT_4 明显降低,TSH 显著升高,甲状腺自身抗体阳性,泌乳素轻度升高,骨龄落后,垂体占位,诊断"桥本甲状腺炎(原发性甲状腺功能减退症,垂体病理性增生)",经过甲状腺激素替代治疗预后良好。若当时初诊大夫对甲状腺功能减退合并垂体增生认识不足,而误诊为垂体瘤进一步行手术治疗,将会给导致患者终身垂体功能低下,严重影响患者生活质量,并带来沉重经济及心理负担。总结该病例,我们得到以下启示。

1. 青少年原发性甲减多表现为生长发育迟缓 本例 16 岁男性患者初诊时身高 150 cm,低于同年龄、同性别儿童身高第三百分位,达到矮身材诊断标准。导致青少年矮身材的病因很多,甲状腺功能减退症是其中的重要病因之一。甲状腺激素、生长激素(GH)、性激素对于青少年的身高增长起了决定性作用,那么甲减时生长激素和性激素会如何变化呢?

青少年甲减合并垂体增生的绝大部分患儿 GH 分泌也降低,GH 分泌下降与以下原因有关:①生长激素基因为甲状腺激素反应基因,其调节区域含有正性甲状腺激素反应元件,甲状腺激素可促进 GH 分泌,所以当甲状腺激素不足时,GH 分泌下降[1];②增生的垂体压迫了垂体柄和漏斗部从而影响 GH 分泌;③垂体中 GH 分泌细胞被增生的 TSH 分泌细胞和 PRL 细胞压迫,导致 GH 分泌减少;④原发性甲状腺功能减退患者垂体 GH 分泌细胞向 TSH 分泌细胞转化致 GH 分泌细胞减少[2]。甲状腺功能减退后,其促蛋白合成作用减弱及生长激素的不足引起生长停滞、骨骺闭合延迟、骨龄延迟、身材矮小。因此对于生长发育迟缓的患儿一定要重视并首先进行甲状腺功能的检测，不能只孤立地关注生长激素。此外该类患儿生长激素分泌降低多是暂时性的，甲状腺激素替代治疗后大部分患儿生长激素分泌缺陷可纠正。本例患者在治疗前生长激素激发试验峰值仅 0.6 ng/mL，IGF-1 低，经甲状腺激素替代治疗后生长激素分泌恢复正常。

甲状腺功能减退患儿经甲状腺激素替代治疗后出现身高追赶，身高追赶分为完全性（患儿终身高达到父母遗传身高）和部分性。临床观察发现甲状腺激素替代治疗后生长激素分泌缺陷不能完全纠正，延误治疗时间长，初诊身高减损大，青春期才开始替代等因素均会致患儿无法实现身高完全追赶，所以对于进入青春期时骨龄幼稚，治疗后骨龄进展特别快的青春期患者，除适当降低左甲状腺素用量，保持 TSH 正常，并使 T_4 维持在正常的下 1/2 范围外，尽早使用 GnRHa 延缓骨龄的发展、必要时使用生长激素治疗可有效改善患儿身高[3]。

甲状腺功能减退患儿青春期发育多表现为延迟，本例患者即是如此，待甲减纠正后睾酮明显升高，性征发育显著改善，在性激素的作用下身材进一步蹿高。但需要注意的是，部分甲减患儿可合并性早熟，出现月经来潮、卵巢增大、卵巢囊肿、睾丸增大等表现。

此外，体重增加也是原发性甲状腺功能减退患儿常见的临床表现，这是由于甲状腺激素缺乏时机体物质与能量代谢减慢，从而导致肥胖发生率增加；目前多项研究已证实甲状腺功能减退症和亚临床甲状腺功能减退症均可促进胰岛素抵抗发生。

2. 原发性甲减会导致垂体增生　垂体增生是指垂体前叶内分泌细胞数量非肿瘤性的增多、垂体滤泡增大以及垂体结构的明显扩大。垂体增生分为生理性和病理性。青春期男性和女性的垂体生理性增生高度上限分别可达 8 mm 和 10 mm[4]，大于 10 mm 视为异常。本例患者垂体高度为 16 mm，提示病理状态。

原发性甲状腺功能减退是垂体增生的主要原因，1851 年 Niepce 首次报道了原发性甲状腺功能减退致垂体增生的病例。这是由于甲状腺功能低下时，外周血中 T_3、T_4 水平降低，对下丘脑、垂体负反馈抑制减弱，导致下丘脑促甲状腺激素释放激素（TRH）的过度分泌，促进垂体 TSH 细胞增生而使垂体增大、TSH 分泌增加。若甲状腺功能减退长期得不到合理治疗，久之垂体甚至出现腺瘤样增生。Khawaja 等报道血 TSH≥50 mIU/L 的原发性甲状腺功能减退患儿，90% 都存在垂体增生[5]。在临床工作中，因原发性甲状腺功能减退患者并非常规行垂体 MRI 检查，故垂体增生发现率低。

3. 垂体增生与垂体瘤鉴别点　原发性甲状腺功能减退伴垂体增生时通

常有以下几类表现：①低代谢、生长发育迟缓等症状；②垂体增大累及邻近组织，可出现头痛、恶心呕吐、视力下降或视野缺损等；③部分患者会出现泌乳素升高的相关症状，如泌乳、闭经、不孕、男性性功能低下等。这些特点都与垂体泌乳素瘤极为相似，但二者治疗方法迥然不同，若临床医生对原发性甲状腺功能减退致垂体增生认识不足，极易误诊为垂体瘤而行手术或放射治疗，导致患者终身垂体功能低下的不良后果，所以做好鉴别非常重要且必须。临床上我们可通过以下方面进行鉴别：①甲状腺功能减退伴垂体增生患者血浆泌乳素水平呈轻中度的升高，一般不超过 100 ng/mL，T_3、T_4 降低的同时 TSH 反应性升高，患者甲状腺球蛋白抗体和甲状腺过氧化物酶抗体大多数为阳性结果；垂体催乳素瘤患者血清催乳素的水平常大于200 ng/mL，多无甲状腺功能异常，即使血浆 T_3、T_4 有降低，TSH 也不会反应性地升高。②垂体增生 MRI 表现为垂体体积增大，可向鞍上生长，上缘较圆钝或呈对称性的单峰状隆起，增生的垂体在形态上具有一定的特点，增大的垂体呈"球形""葫芦状"。由于病变对称地向上及两侧生长，冠状位显示病变的鞍上部分一定位于垂体的中线处，垂体柄无移位[6]。增生垂体信号强度无改变，T_1 呈等信号，T_2 呈等或稍高信号影，信号与脑干相近，造影后均匀强化，无明显异常信号（囊变、坏死、出血等），垂体后叶的短 T_1 信号清晰可见。垂体增生时即使垂体增大的十分明显，压迫到视交叉，但很少出现累及鞍旁的征象，不会侵袭海绵窦等区域。而垂体瘤常伴有垂体柄的移位，垂体大腺瘤常累及海绵窦包绕颈内动脉，常出现囊变、坏死、卒中，信号不均。垂体微腺瘤有时需要依靠垂体多期动态增强 MRI 来鉴别，增强早期垂体微腺瘤的信号低于正常强化的垂体[7]。③对甲状腺激素替代治疗的反应不同，原发性甲减伴垂体增生对甲状腺激素替代治疗非常敏感。替代治疗后，血促甲状腺素和影像学恢复正常的比例分别为 95% 和 62%，二者恢复正常的时间多为 2～4 个月。若甲状腺激素替代治疗 4～6 个月后，FT_3、FT_4 明显改善，而 TSH 下降不明显，且垂体缩小不明显，需注意排除垂体长期增生后出现 TSH 瘤可能。最后需要指出，小于 18 岁的患者中，垂体瘤在垂体疾病中的发生率仅为 3%，年龄越小，垂体瘤越罕见，因此对于年龄小的儿童诊断垂体瘤应尤为慎重[8]。

　　总之，原发性甲状腺功能减退伴垂体增生是内分泌常见疾病的少见表现，也是常被误诊的病例。临床医生应熟练掌握其临床表现、实验室检查及垂体增生 MRI 特点，遵循内分泌疾病定性定位诊断流程，与相关疾病仔细甄别，做到正确诊断原发病，避免误诊。

参考文献

［1］陈家伦.临床内分泌学［M］.上海:上海科学技术出版社,2011.

［2］LIU M,HU Y,LI G,et al. Low growth hormone levels in short-stature children with pituitary hyperplasia secondary to primary hypothyroidism［J］.Int J Endocrinol,2015(7):283492.

［3］姚辉,黄小力,郭静,等.长期延误治疗的甲状腺功能减低症患儿的追赶生长［J］.实用儿科临床杂志,2010,25(8):558-560.

［4］EOM KS,SUNG C,KIM JD,et al. Primary hypothyroidism mimicking a pituitary macroadenoma:regression after thyroid hormone replacement therapy［J］.Pediatr Radiol,2009,39(2):164-167.

［5］KHAWAJA N M. Pituitary enlargement in patients with primary hypothyroidism［J］.Endocrine Practice,2006,12(2):29-34.

［6］张伟宏,朱惠娟,张学威,等.原发性甲状腺功能减退症伴垂体增生患者的磁共振成像表现［J］.中国医学科学院学报,2012,34(5):468-473.

［7］唐颖,张俊海,李益明,等原发性甲状腺功能减退导致垂体增生的MRI表现［J］.中国医学计算机成像杂志,2014,20(1):1-4.

［8］BHANSALI A,SREENIVASULU P,KHANDELWAL N,et al. Reversibility ofthyrotroph hyperplasia after L – thyroxine replacement therapy in patientswithjuvenile primary hypothyroidism［J］. J Pediatr Endocrinol Metab,2004,17(4):655-661.

（撰写者:孟栋栋;指导老师:余勤）

纳差、恶心、呕吐伴鞍区占位

一、病史与查体

患者,女,57 岁,以"间断恶心、纳差 2 年,呕吐 1 周"为主诉于 2017 年 11 月入我院消化内科。患者于 2 年前无明显诱因间断出现恶心、纳差,伴腹胀,无呕吐、腹痛、腹泻、排便改变,未诊治。1 年前当地医院行胃镜检查后予"胃内多发息肉高频电切除术",术后上述症状无改善。10 个月前我院行胃镜:贲门炎,胃多发息肉,糜烂性胃炎;胃底组织活检病理结果:息肉,予抑酸药口服数天后上述症状好转。1 周前进食"豆腐脑"后出现呕吐,呕吐物为胃内容物,非喷射性,伴下腹隐痛,可耐受,伴呃逆、心慌、出汗,大便次数增多,3 次/d,为稀水样便,无头痛、头晕、发热,以"呕吐待查,胃息肉切除术后,糜烂性胃炎"收入消化内科。发病以来,神志清,精神一般,食欲差,睡眠、小便正常,大便如上述,体重无明显变化。

既往史、个人史、婚育史、家族史:无特殊。

查体:T 36.6 ℃,P 80 次/min,R 20 次/min,BP 112/81 mmHg,H 160.5 cm,Wt 52 kg,BMI 20.2 kg/m²,体型匀称,全身浅表淋巴结未触及,头颅无畸形,颈无强直,心肺查体无异常,腹平软,无压痛、反跳痛,肠鸣音3 次/min,双下肢无水肿,双侧巴宾斯基征(−)。

二、实验室及影像学检查

1. 血常规:红细胞 $3.34×10^{12}$/L,血红蛋白 99 g/L,余正常。
2. 电解质:钾 4.71 mmol/L,钠 112.0 mmol/L,氯 78.0 mmol/L,余正常。
3. 肝功能:前白蛋白 120 mg/L,余正常。
4. 肾功能:尿酸 103 μmol/L,余正常。
5. 幽门螺杆菌现症抗体、幽门螺杆菌既往抗体:均阳性。
6. 尿常规、粪便常规、血脂、凝血功能、肿瘤标志物、传染病四项、^{13}C 呼气试验、心电图:均正常。

三、诊治经过

入院后给予补钠、抑酸护胃、解痉、止泻、维持水和电解质平衡等对症支持治疗。患者消化症状无明显改善,补钠后低钠血症不能纠正,请内分泌科会诊,追问病史发现患者 50 岁停经后逐渐出现毛发脱落(阴毛、腋毛为主)、怕冷、乏力、视力下降,且症状逐渐加重。6 年前无明显诱因曾出现轻微烦渴多饮、多尿,1 年后自行消失,未在意。无产后大出血、产褥热病史。查体:全身皮肤稍苍白、粗糙,腋毛、阴毛脱落明显,眼球运动正常,颈强直(−),触发泌乳(−),甲状腺弥漫性 I 度肿大,质软,无压痛、震颤、结节。遂转入我科,完善相关检查。

1. ACTH−COR 节律:ACTH 8am 7.2 pg/mL(7.2~63.3),4 pm 7.15 pg/mL,0am 5.30 pg/mL;COR 8am 3.64 μg/dL(171~536),4 pm 3.65 μg/dL,0am 2.75 μg/dL。

2. 24 h-UFC:40 nmol/24 h(24 h 尿量 1.8L)。

3. 甲状腺功能:FT_3 2.88 pmol/L(3.8~7),FT_4 4.80 pmol/L(7.9~18.4),TSH 1.54 μIU/mL(0.34~5.6)。

4. 性激素六项:FSH 3.75 mIU/mL,LH 0.25 mIU/mL,PRL 11.05 ng/mL,E_2<10 pg/mL,P<0.1 ng/mL,T<0.13 ng/mL。

5. GH 0.09 ng/mL,IGF-1 18.17 ng/mL。

6. 视野检查:右眼外上视野受损。

7. 补体 C3:0.77 g/L;补体 C4:正常。

8. 免疫球蛋白 IgG、IgA、IgM、血沉、CRP、ANA、dsDNA、ENA 酶谱、TPOAb、TGAb:均正常。

9. 垂体 MRI 平扫及增强:垂体增大,垂体后叶高信号消失,垂体柄局部增粗,考虑:①免疫性垂体炎可能性大;②动态复查排除其他(如结节病或其他病变)(图 1−19~图 1−22)。

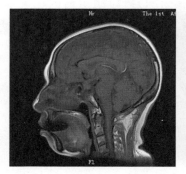 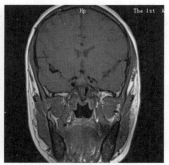

图 1−19　垂体 MRI T1 平扫(矢状位)　　图 1−20　垂体 MRI T1 平扫(冠状位)

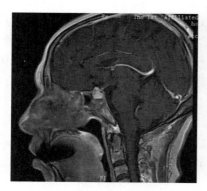 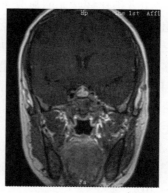

图 1-21　垂体 MRI T1 增强 (矢 　　图 1-22　垂体 MRI T1 增强 (冠
　　　　　状位)　　　　　　　　　　　　　状位)

拟诊为鞍区及鞍上占位原因待查：自身免疫性垂体炎可能性大，腺垂体功能减退症。予氢化可的松针 100 mg/d×3 d、左甲状腺素钠片 (优甲乐) 50 μg/d，继续纠正水、电解质紊乱及对症支持治疗。患者纳差、恶心、呕吐、乏力症状明显减轻，复查电解质正常。但随即出现口干、多饮、多尿，每日尿量约 5 000 mL，夜尿 4 ~ 6 次，饮水量与尿量相当，查晨血渗透压 306 mOsm/kg，晨尿渗透 228 mOsm/kg，提示尿崩症，为进一步明确诊断，行禁水加压试验，结果提示部分性中枢性尿崩症。因患者存在全垂体功能减退症，进一步提示垂体炎可能，为明确诊断及分型，征得患者同意下，行经鼻蝶窦垂体活检，病理报告：①(鞍区) 少许腺垂体，局部腺体消失，由增生纤维组织取代，伴以淋巴细胞为主的炎细胞浸润，考虑为炎性病变，倾向淋巴细胞性垂体炎 (图 1-23)。②(鞍底硬膜组织) 纤维组织内散在炎细胞浸润。免疫组化结果：AE_1/AE_3(CK)(+)，SYN(+)，Collagen IV(+)，CD3(+)，CD20(+)，CD38(散在+)，MUM-1(散在+)，CD68(-/+)，IgG(部分细胞+)，IgG4(个别细胞+)。

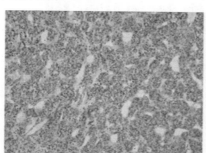 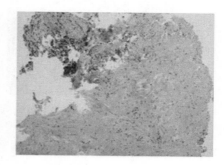

图 1-23　经鼻蝶窦垂体活检病理报告

最终诊断:淋巴细胞性垂体炎并全垂体功能减退症。予甲泼尼龙针120 mg/d×12 d,同时补充醋酸去氨加压素(弥凝)50 μg 每天 2 次、左甲状腺素钠片(优甲乐)50 μg 每天 1 次及其他对症支持治疗,患者临床症状明显减轻后出院。院外予:①甲泼尼龙片(美卓乐),8am 8 mg,12am 8 mg,4pm 8 mg,每周减 4 mg;②去氨加压素(弥凝)、左甲状腺素钠片(优甲乐)用法不变。出院 2 周后我院门诊复诊,纳差、恶心、乏力症状缓解,仍有轻微烦渴,复查垂体 MRI 鞍区占位体积较出院时明显缩小(图1-24,图1-25)。

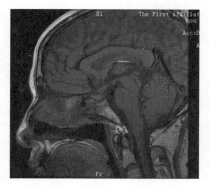 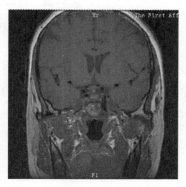

图1-24 垂体 MRI T1 平扫(矢状位)　　图1-25 垂体 MRI T1 平扫(冠状位)

出院 7 周后改为甲泼尼龙片 8 mg 每天 1 次,醋酸去氨加压素(弥凝)50 μg每晚服用、左甲状腺素钠片(优甲乐)50 μg 每天 1 次。治疗 3 个月后随访患者无多饮、多尿,无视野缺损,无头晕、头痛,无恶心、纳差,复查ACTH-皮质醇节律(表1-20)、甲状腺激素(表1-21)及其他垂体前叶激素(表1-22)较治疗前均明显好转。现患者体重稳定在 60 kg 左右,出入水量基本平衡,约 1 500 mL/d,目前予甲泼尼龙片 4 mg 每天 1 次,去氨加压素(弥凝)50 μg每晚服用,左甲状腺素钠片(优甲乐)50 μg 每天 1 次维持,继续随访中。

表1-20　ACTH-皮质醇节律治疗前后变化

时间	ACTH(8am) (pg/mL)	ACTH(4pm) (pg/mL)	COR(8am) (μg/dL)	COR(4pm) (μg/dL)	24 h-UFC (nmol/24 h)
入院时	7.2	7.15	3.64	3.65	40.0
治疗 3 个月后	39.10	12.10	4.56	2.63	43.0
参考值	7.0~61.1		7~27		73~372

表 1-21　甲状腺功能治疗前后变化

时间	FT$_3$（pmol/L）	FT$_4$（pmol/L）	TSH（μIU/mL）
入院时	2.88 ↓	4.80 ↓	1.54
治疗 3 个月后	3.90	10.55	0.37
参考值	3.28~6.47	7.9~18.4	0.34~5.6

表 1-22　垂体前叶激素治疗前后变化

	FSH（mIU/mL）	LH（mIU/mL）	PRL（ng/mL）	GH（ng/mL）	IGF-1（ng/mL）
入院时	3.75 ↓	0.25 ↓	11.05	0.09	18.17 ↓
治疗 3 个月后	3.86	1.10	21.04	0.49	184.70
参考值	26.72~133.41	10.39~64.57	5.18~26.53	0.06~5	81~225

四、最终诊断

1. 淋巴细胞性垂体炎合并全垂体功能减退症。
2. 胃息肉高频电切除术后。
3. 糜烂性胃炎。

五、总结讨论

自身免疫性垂体炎（autoimmune hypophysitis,AH）是一种由自身免疫反应引起的垂体炎性疾病。据其病因,可分为原发性垂体炎和继发性垂体炎。原发性垂体炎目前病因尚不明确,主要包括淋巴细胞性垂体炎、肉芽肿性垂体炎、黄瘤病性垂体炎、IgG4 相关性垂体炎、坏死性垂体炎和混合型垂体炎。继发性垂体炎指有明确病因的垂体炎,包括继发于鞍上疾病（如拉特克囊肿、生殖细胞瘤、颅咽管瘤）的垂体炎、作为全身性疾病（如韦格纳肉芽肿、结节病、结核和梅毒等）一部分的垂体炎以及由免疫调节药物引起的垂体炎[1]。

淋巴细胞性垂体炎（lymphocytic hypophysitis,LYH）是自身免疫性垂体炎最常见的亚型。最初认为 LYH 好发于女性,特别是在妊娠晚期及产后阶段的女性常见,男女比例为 1∶5 左右,而且女性的发病年龄较男性小。然而,近年来,该病在妊娠以外的人群中出现的比例明显增加,在儿童及老年人中均有报道[2]。

LYH 临床表现可归纳为颅内占位引起的症状、腺垂体功能受损症状、中枢性尿崩症、高催乳素血症及伴发其他自身免疫性疾病这五大类症状[3]。影像学诊断主要依赖于 MRI。其 MRI 特点为[4]:①垂体弥漫性增大,可挤压视交叉、海绵窦,增大的垂体 T1 加权像为低信号或等信号,T2 加权像为高信号;②垂体柄增粗,但无偏移;③增强扫描病变明显均匀或不均匀强化,可出现硬脑膜尾征;④垂体后叶受累时,其在 T1 加权像上显示的正常高信号消失;⑤垂体炎晚期也可表现为垂体体积缩小,甚至空泡蝶鞍。

LYH 的临床表现及影像学特点与其他类型的原发性垂体炎难以鉴别,有时与垂体瘤、其他鞍区占位及系统性疾病导致的继发性垂体炎等也很难区分。垂体炎的诊断是需要在排除其他局灶性或系统性疾病后而做出的排除性诊断。所以 LHY 及 AH 的确诊以垂体活检、病理组织学诊断为金标准。

本例患者以反复纳差、恶心、呕吐等消化道症状为首发症状,初诊发现低钠血症,但单纯补钠效果差,以顽固性低钠血症转入内分泌科。结合垂体相关激素检测结果及影像学检查,有垂体-肾上腺皮质轴、垂体-甲状腺轴、垂体-性腺轴、垂体-生长激素/IGF-1 功能减退,垂体 MRI 平扫及增强显示鞍区及鞍上占位,垂体后叶高信号消失,增强早期即呈不均匀强化,故初步拟诊"自身免疫性垂体炎可能性大并腺垂体功能减退症",补充垂体相关激素后临床症状减轻,低钠血症纠正,但出现尿崩症状,行禁水加压试验,结果提示中枢性尿崩症(部分性)。综合考虑,该患者早期垂体前叶功能受损,特别是皮质醇激素的缺乏,掩盖了垂体后叶功能受损表现,随着皮质醇激素等垂体前叶相关激素的补充治疗,患者逐渐出现多尿、多饮的尿崩症症状,故更加提示垂体炎可能性大,而垂体瘤一般不累及垂体后叶功能,MRI 增强扫描后呈轻度不均匀延迟强化。目前对于垂体炎及其分型的诊断仍无明确实验室及影像学的诊断标准,且该患者为鞍区及鞍上占位,请神经外科会诊并综合评估病情,行垂体组织活检的风险相对较小,故建议患者行垂体活检以明确诊断,最终病理确诊为淋巴细胞性垂体炎。

LYH 的治疗主要以改善症状为目的,包括缩小鞍区占位大小以及存在垂体功能减低时应给予激素替代治疗[5]。为缩小鞍区占位所应用的治疗方法主要包含糖皮质激素、手术、免疫抑制剂、放射治疗等。关于何种治疗办法更好,尚有争议,暂没有公认的垂体炎的治疗指南。部分学者推荐糖皮质激素治疗为一线治疗,糖皮质激素既可以用作以缩小占位为目的的抗炎治疗、也可以用作肾上腺皮质功能减退症的替代治疗。常用的激素剂量为泼尼松(20~60 mg/d)或甲基泼尼松龙(120 mg/d,连用 2 周)。激素减量慢、维持时间长,能够降低复发率。但是如果在 AH 的纤维化期,病变可能对激素治疗无反应。如果激素疗效不佳或耐药,则应用其他的免疫抑制药物,比如环磷酰胺、环孢素 A 等,都有成功的报道,但这些药物的远期疗效还有待于进一步观察。外科手术除用于活检外,仅限于垂体病变明显或病变迅速扩大、头痛、视物模糊或进行性加重、糖皮质激素治疗无效者。

综上,自身免疫性疾病由于自然病程和转归是多种多样的,所以处于不同阶段、不同自然病程中的 LYH 及 AH 的表现各异,各种类型的 AH 的临床症状、影像学表现有时又非常类似,并且与其他鞍区占位、系统性疾病引起的继发性垂体炎等难以鉴别。因此 LYH 及 AH 的诊断是存在困难的,对于那些出现垂体后叶功能受损的垂体占位,一定要考虑到垂体炎性疾病的可能,而垂体活检及组织学病理检查是诊断的金标准。如不能进行活检,可以通过无创手段,如对临床表现、影像学检查和内分泌功能进行评价而做出临床诊断。随访需要密切进行,尽管有自发缓解的情况,但是也有治疗后复发以及病情恶化的情况。

参考文献

[1] CARMICHAEL J D. Update on the diagnosis and management of hypophysitis[J]. Curr Opin Endocrinol Diabetes Obes,2012,19(4):314- 321.

[2] FUKUOKA H. Hypophysitis[J]. Endocrinol Metab Clin North Am, 2015,44(1):143-149.

[3]杨祖威,孙首悦.自身免疫性垂体炎[J].中华内分泌代谢杂志, 2015,31(11):1008 -1012.

[4]孟祥雨,徐玲玉,翟绍忠,等.原发性垂体炎7例临床分析[J].郑州大学学报(医学版),2014,(5):758-761.

[5]王书畅.自身免疫性垂体炎的临床诊治及预后研究:北京协和医院单中心研究[D].北京:北京协和医学院中国医学科学院,2017:1-134.

(撰写者:张莹;指导老师:赵艳艳)

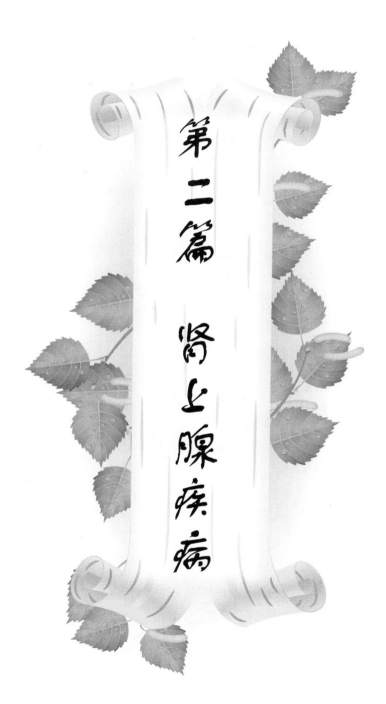

第二篇　肾上腺疾病

醛固酮增多症的鉴别:增生或腺瘤

一、病史与查体

患者,女,36 岁,以"发现血压高 11 年,右侧肾上腺占位 3 个月"为主诉于 2018 年 6 月 1 日入院。患者于 11 年前孕期体检发现血压高,监测血压最高可达 220/120 mmHg,无头痛、头晕、恶心、呕吐、视物模糊等症状,未服用降压药。产后监测血压波动于(160 ~ 200)/(90 ~ 120)mmHg,仍未用降压药,无特殊不适。3 个月前因右下腹痛就诊于当地医院,行腹部 CT 意外发现右侧肾上腺有一大小约 12 mm×14 mm 的结节,提示小腺瘤可能。诊断为"阑尾炎;原发性醛固酮增多症?",给予"厄贝沙坦片 150 mg 1 次/d、螺内酯 20 mg 3 次/d、比索洛尔 5 mg 1 次/d"治疗,监测血压波动于(140 ~ 160)/(90 ~ 100)mmHg,并建议转至上级医院诊疗。2018 年 4 月 25 日查肾上腺 16 层 CT 平扫:①右侧肾上腺囊肿? ②肝右叶低密度影,建议增强扫描检查。调整降压药为"硝苯地平控释片 30 mg 1 次/d、缬沙坦 80 mg 1 次/d",监测血压波动于(140 ~ 150)/(100 ~ 110)mmHg。2018 年 5 月 10 日就诊于我院内分泌科,将降压药调整为"硝苯地平控释片 30 mg 1 次/d、多沙唑嗪缓释片 4 mg 1 次/d",监测血压波动于(140 ~ 170)/(100 ~ 120)mmHg。今为进一步治疗来我院,门诊以"高血压查因:原发性醛固酮增多症?"收入我科。自发病以来,食欲正常,睡眠正常,大小便正常,精神正常,体重无明显变化。

既往史、个人史、婚姻史:无特殊。

月经生育史:15 岁初期,月经周期 28 ~ 32 d,经期 3 ~ 4 d,末次月经时间是 2018 年 5 月 24 日。月经周期规则,月经量中等,颜色正常,无血块、无痛经。育有 1 子 1 女(双胞胎)。

家族史:父亲 5 年前因急性肝损伤行"肝移植术",母亲患"高血压 1 级",1 弟患"高血压 1 级",1 妹体健,子女健康状况良好,无其他家族性遗传病史。

查体:T 36.5 ℃,P 96 次/min,R 22 次/min,BP 148/80 mmHg,H 149 cm,Wt 44.0 kg,BMI 19.80 kg/m^2。发育正常,体型消瘦,神志清,精神可,心肺听诊无明显异常,颜面无水肿,下腹部无紫纹,四肢肌力、肌张力正常。

二、实验室与影像学检查

1. 血常规、尿常规、粪常规、肝功能、肾功能、血脂、凝血功能、风湿结缔组织全套、甲状腺功能、性激素六项、甲状旁腺素、25-羟基维生素 D_3、ACTH-COR 节律、OGTT+胰岛素释放等结果均正常。BNP:1 042.00 pg/mL↑。血电解质:钾 2.56 mmol/L↓,同步查 24 h 尿钾 49.44 mmol/24 h↑。24 h 尿蛋白总量 0.17g。24 h 尿微量白蛋白未见明显异常。

24 h 尿醛固酮 18.50 μg/d(参考值:0～8),24 h 尿游离皮质醇、24 h 尿儿茶酚胺均正常。

2. 心电图:左心室肥大伴劳损,左心房肥大。
3. 彩超:甲状腺右侧叶囊实性结节(TI-RADS 分级:3 级)。室间隔及左室壁向心性肥厚(高血压性心脏病)。肝内稍高回声结节(考虑血管瘤)。双肾动脉未见明显异常。左侧颈总动脉粥样硬化斑点形成,右侧锁骨下动脉粥样硬化斑块形成。双下肢动脉未见异常。
4. 胸部 16 层 CT 平扫:①左肺下叶少许慢性炎症;②双侧胸腔少量积液;③心包少量积液;④肝右叶片状低密度灶。

三、诊治经过

结合患者长期高血压病史与心电图和心脏彩超提示左心房肥大(高血压性心脏病)相符,患者入院前发现肾上腺意外瘤及入院后检测出低血钾、高尿钾及 24 h 尿醛固酮增多等。根据《中华内分泌代谢杂志》2016 年出版的"原发性醛固酮增多症诊断治疗的专家共识"[1],有必要对该患者进行原发性醛固酮增多症筛查,并将 ARR 作为原发性醛固酮增多症筛查指标,最常用切点是 30。

醛固酮卧立位试验(表 2-1)ARR 结果提示原发性醛固酮增多症筛查呈阳性结果,后需再行原发性醛固酮增多症确诊试验。目前公认的标准为生理盐水试验后血醛固酮大于 10 ng/dL(=100 pg/mL)原发性醛固酮增多症诊断明确。

表 2-1 醛固酮卧立位试验

时间	肾素(ng/mL)	血管紧张素Ⅱ(pg/mL)	醛固酮(pg/mL)	ARR
卧位	0.27	74.41	435.80↑	161.4↑
立位	0.31	83.33	502.80↑	162.2↑
参考值	卧位:0.15～2.33 立位:0.10～6.56	卧位:25～80 立位:50～120	卧位:30～160 立位:70～300	阴性<30 阳性≥30

生理盐水输注试验（表2-2）后醛固酮仍高达516.20 pg/mL↑，提示原发性醛固酮增多症诊断成立。原发性醛固酮增多症主要分为5型，即醛固酮瘤、特发性醛固酮增多症、原发性肾上腺皮质增生（又称单侧肾上腺增生）、家族性醛固酮增多症及分泌醛固酮的肾上腺皮质癌。单侧肾上腺病变（醛固酮瘤和单侧肾上腺增生）建议行单侧肾上腺切除术。特发性醛固酮增多症是双侧肾上腺增生，手术效果差，主要依赖药物干预治疗。那么，该患者属于哪种分型？需要结合生化指标、影像学表现及双侧肾上腺静脉采血（AVS）结果进行综合分析。

表2-2　生理盐水输注试验

时间	肾素（ng/mL）	血管紧张素Ⅱ（pg/mL）	醛固酮（pg/mL）	ARR
试验前	0.13	79.94	449.30↑	345.6↑
试验后	0.12	80.39	516.20↑	430.2↑

肾上腺64层CT平扫+增强：①左侧肾上腺结节样增生？②右侧肾上腺结合部腺瘤？③左肾小结石，胆囊炎；④肝血管瘤，肝多发小囊肿；⑤心包及双侧胸腔积液。

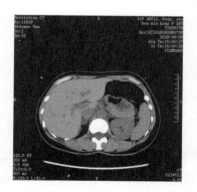 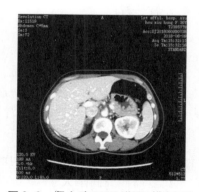

图2-1　肾上腺MRI平扫（横断面）　　图2-2　肾上腺MRI增强（横断面）

根据实际情况，请介入科会诊后采用"无ACTH刺激，非同步双侧肾上腺静脉采血"。

表2-3中SI结果分别为24.77与8.18提示双侧肾上腺静脉插管成功，LI结果提示右侧肾上腺为醛固酮分泌优势侧，而CI<1∶1提示左侧肾上腺醛固酮分泌被抑制，左侧肾上腺无须处理。至此，明确该患者诊断为"右侧醛固酮瘤"。于2018年6月24日行"腹腔镜下右侧肾上腺腺瘤切除术"，术后病理诊断"（右肾上腺瘤）符合肾上腺皮质腺瘤"。患者术后第3天复查电

解质血钾 4.97 mmol/L,醛固酮 111.10 pg/mL 均恢复正常,未服用降压药情况下血压 130/80 mmHg。

表 2-3　双侧肾上腺静脉采血

部位	肾素 (ng/mL)	血管紧张素 2 (pg/mL)	醛固酮 (pg/mL)	皮质醇 (μg/dL)	SI	LI	CI
左侧肾上腺静脉	0.12	83.32	987.10	327.0	24.77		0.087
右侧肾上腺静脉	0.13	83.36	10 000.0	108.0	8.18	30.67	
下腔静脉	0.13	84.79	454.80	13.2			

SI:肾上腺静脉与下腔静脉皮质醇比值;LI:优势侧醛固酮皮质醇比值与非优势侧醛固酮皮质醇比值之比;CI:非优势侧醛固酮皮质醇比值与下腔静脉醛固酮皮质醇比值之比

AVS 评价标准:①SI≥2∶1 插管成功;②LI≥2∶1 有优势分泌;③CI<1∶1 对侧被抑制

四、最终诊断

1. 继发性高血压:原发性醛固酮增多症,右肾上腺醛固酮瘤。
2. 结节型甲状腺肿。
3. 肝血管瘤。
4. 左肾结石。

五、总结讨论

原发性醛固酮增多症即原醛症,是指肾上腺皮质分泌过量醛固酮,导致体内潴钠排钾,血容量增多,肾素-血管紧张素系统活性受抑。临床主要表现为高血压伴低血钾、高尿钾、低肾素、高醛固酮及代谢性碱中毒。研究发现,醛固酮过多是导致心肌肥厚、心力衰竭和肾功能受损的重要危险因素,与原发性高血压患者相比,原发性醛固酮增多症患者心脏、肾等高血压靶器官损害更为严重。因此,早期诊断、早期治疗就显得至关重要。

过去原发性醛固酮增多症一直被认为是少见病,在高血压人群中不到1%。随着诊断技术的提高,特别是将血浆醛固酮与肾素活性比值(ARR)作为原发性醛固酮增多症筛查指标后,使相当一部分血钾正常的原发性醛固酮增多症患者得以发现并确诊。2010 年由中华医学会内分泌分会牵头在全国 11 个省 19 个中心对 1 656 例难治性高血压患者进行了原发性醛固酮增多症的筛查,首次报道其患病率为 7.1%[2]。由此可见,对高血压特别是难治性高血压人群进行原发性醛固酮增多症的筛查对临床工作有着现实的指导意义。指南推荐对以下人群进行原发性醛固酮增多症筛查:①持续性血压>160/100 mmHg、难治性高血压;②高血压合并自发性或利尿剂所致的低钾血症;③高血压合并肾上腺意外瘤;④早发性高血压家族史或早发(<40 岁)脑血管意外家族史的高血压患者;⑤原发性醛固酮增多症患者中存在高血压的一级亲属;⑥高血压合并阻塞性呼吸睡眠暂停。某些药物对 ARR 干扰,筛查前需准备:停用对 ARR 影响较大药物至少 4 周,包括醛固酮受体拮抗剂(安体舒通、依普利酮)、保钾和排钾利尿剂。停用 ACEI、ARB 类药物至少 2 周才能进行 ARR 检测。ARR 作为醛固酮增多症筛查试验有一定假阳性率,必须选择一种或几种确诊试验来避免原发性醛固酮增多症被过度诊断。目前主要有 4 种确诊试验,包括口服高钠饮食、氟氢可的松试验、生理盐水输注试验及卡托普利试验。近年文章报道,坐位生理盐水试验较卧位生理盐水试验诊断原发性醛固酮增多症敏感性更高,其诊断敏感性高达 96%[3]。但由于血容量急剧增加,会诱发高血压危象及心功能衰竭,对于那些血压难以控制、心功能不全及严重低钾血症的患者不应进行此项检查。

原发性醛固酮增多症主要分为 5 型,即醛固酮瘤、特发性醛固酮增多症、单侧肾上腺增生、家族性醛固酮增多症及分泌醛固酮的肾上腺皮质癌。原发性醛固酮增多症的分型诊断一直是临床上的难点,在很大程度上影响了治疗方案的选择,临床医师不能仅依靠影像学表现来判定病变的类型,而要结合生化指标及双侧肾上腺静脉采血(AVS)结果进行综合分析。肾上腺 CT 在诊断上存在一定局限性,小部分 CT 表现为双侧结节的醛固酮瘤可被误诊为特发性醛固酮增多症;而 CT 表现为肾上腺微腺瘤的特发性醛固酮增多症也可被误认为醛固酮瘤而行单侧肾上腺切除;此外,单侧肾上腺无功能腺瘤并不少见,尤其在 40 岁以上患者中。若影像学检查未能发现明确占位,或病灶较小不能区分腺瘤或增生,可选择双侧 AVS 进行原发性醛固酮增多症的分型诊断,进一步明确病变的侧别、数目和性质。

如患者愿意手术治疗且手术可行,肾上腺 CT 提示有单侧或双侧肾上腺形态异常(包括增生或腺瘤),需进一步行双侧 AVS 以明确有无优势分泌。AVS 区分原发性醛固酮增多症有无优势分泌对治疗方案的选择至关重要,几乎所有醛固酮瘤或原发性肾上腺皮质增生行单侧肾上腺切除后血钾水平均能恢复正常,血压下降或完全恢复正常比率也可达到 30% ~60%。而对特发性醛固酮增多症及糖皮质激素可抑制性醛固酮增多症(glucocorticoid-remediable aldosteronism,GRA)患者而言,单侧或双侧肾上腺全切并不能降低患者血压,药物治疗才是首选方法。影像学检查往往不能发现微小腺瘤,或者不能区分无功能瘤和醛固酮瘤,而 AVS 则是区分单侧或双侧分泌最可靠、最准确的方法。目前 AVS 的敏感性和特异性均可达到 90% 以上,要明显优于肾上腺 CT(78% 和 75%),因此 AVS 被公认为原发性醛固酮增多症分型诊断的"金标准"[4]。

原发性醛固酮增多症治疗方案取决于原醛症的病因和患者对药物的反应。原醛症的治疗有手术和药物两种方法。醛固酮瘤及单侧肾上腺增生首选手术治疗，行腹腔镜下单侧肾上腺切除术，如患者不愿手术或不能手术，可予醛固酮受体拮抗剂治疗。而特发性醛固酮增多症及 GRA 首选药物治疗[5]。特发性醛固酮增多症首选安体舒通，而 GRA 首选小剂量糖皮质激素。对于药物治疗患者，需定期复查肾功能、电解质，并监测血压，根据血钾、血压等指标调整药物剂量。

参考文献

[1]中华医学会内分泌分会肾上腺学组.原发性醛固酮增多症诊断治疗的专家共识[J].中华内分泌代谢杂志,2016,32(3):188-195.

[2]SANG X,JIANG Y,WANG W,et al. Prevalence of and risk factors for primary aldosteronism among patients with resistant hypertension in China[J]. J Hypertens,2013,31(7):1465-1471.

[3]AHMED A H,COWLEY D,WOLLEY M,et al. Seated saline suppression testing for the diagnosis of primary aldosteronism:a preliminary study[J]. J Clin Endocrinol Metab,2014,99(8):2745-2753.

[4]ROSSI G P,AUCHUS R J,BROWN M,et al. An expert consensus statement on use of adrenal vein sampling for the subtyping of primary aldosteronism[J]. Hypertension,2014,63(1):151-160.

[5]STOWASSER M. Update in primary aldosteronism. J Clin Endocrinol [J]. Metab,2009,94(10):3623-3630.

（撰写者：刘飞；指导老师：杜培洁）

姐弟二人皮肤发黑、低血压

一、病史与查体

患者1（先证者），女，34岁，以"皮肤色素沉着32年，血压低6年，间断恶心、呕吐6个月"为主诉入院。患者于32年前（2岁时）因烦躁不安静脉多次应用"苯巴比妥"，当时未查血糖和电解质，之后逐渐出现皮肤色素沉着，口唇、乳晕为著，无头晕、恶心、呕吐及乏力，随年龄增长色素沉着逐渐加重，未诊治。6年前因头晕测血压偏低，最低60/40 mmHg，夏季为著，未规律监测血压及诊治。4年前因狂躁抑郁交替，精神心理科诊断为"双相情感障碍"，口服"碳酸锂、劳拉西泮、丁螺环酮、舍曲林"，狂躁抑郁可缓解。6个月前进食生冷食物后出现恶心、非喷射状呕吐，呕吐物为胃内容物，伴头晕、乏力，无晕厥、腹泻及黑便，当地医院测血压80/50 mmHg，未测血钠及血糖，间断口服质子泵抑制剂、止吐药物，症状时隐时现，常于劳累、情绪激动诱发，药物效果渐差。

13岁月经初潮，周期规律。孕2产1，自然流产1次，足月剖宫产1子，体健。父母非近亲结婚，母亲曾患肺结核。1弟有类似皮肤色素加深。余家族成员无类似患者。

查体：T 36.6 ℃，P 68 次/min，R 17 次/min，BP 83/59 mmHg，H 158.0 cm，Wt 42.0 kg，BMI 16.8 kg/m^2，全身皮肤色素沉着，口唇、齿龈、掌纹、乳晕为著。乳房发育 Tanner 分期 B5 期，外生殖器为女性，阴毛稀少，弯曲，呈倒三角分布，Tanner 分期 P2 期。

二、实验室及影像学检查

肝、肾功能正常；染色体核型：46，XX；血糖偏低：3.92 mmol/L（3.6~6.1）；电解质：血钠低126 mmol/L（135~155），血钾正常4.2 mmol/L（3.5~5.5）。

性腺激素结果提示肾上腺来源性激素缺乏而 LH、FSH 未升高（表2-4）。

表2-4　性腺相关激素的变化

项目	结果	正常参考值
FSH(mIU/mL)	5.36	2.55~16.6
LH(mIU/mL)	5.83	9.06~27.24
E_2(pg/mL)	93	38~649
T(ng/mL)	0.13	0.11~0.57
P(ng/mL)	0.12	0.10~0.30
PRL(ng/mL)	36.95	5.18~36.5
DHEA(μg/dL)	<15	35~430
ASD(ng/mL)	<0.3	0.3~3.3
17OHP(ng/mL)	0.31	0.4~4.2
β-HCG(mIU/mL)	<0.10	0~5

DHEA:硫酸脱氢表雄酮;ASD:雄烯二酮;17OHP:17α羟孕酮

卧位 RAAS 结果显示高肾素,提示轻度盐皮质激素缺乏(表2-5):因无法站立2 h而未做立位。

表2-5　肾素、血管紧张素及醛固酮

项目	PRA[ng/(mL·h)]	AT Ⅱ(pg/mL)	ALD(pg/mL)
结果	>26.685(0.15~2.33)	232.0(25~80)	153.0(30~160)

ACTH-COR 节律见表2-6,24 h 尿游离皮质醇正常低限:83 nmol/d(73~372),血皮质醇正常但 ACTH 明显升高,在低钠血症应激状态下,血、尿皮质醇未升高,提示原发性肾上腺糖皮质激素缺乏。

表2-6　ACTH-COR 节律

项目	8:00	16:00	0:00
ACTH(pg/mL)	>1 250(7.0~61.1)	>1 250	>1 250
COR(μg/dL)	7.3(7~27)	6.9	5.5

据以上检查,诊断原发性肾上腺糖皮质激素、盐皮质激素及性激素缺乏,肾上腺危象,静脉应用氢化可的松琥珀酸钠针(30 mg/d),3 d 后症状明

显改善,改为口服,症状稳定后停用氢化可的松,行快速 ACTH 兴奋试验(促皮质素针 25 U),结果显示皮质醇对 ACTH 无反应,17α 羟孕酮、DHEA 及雄烯二酮对 ACTH 有反应(表 2-7)。

表 2-7　快速 ACTH 兴奋试验

项目	0 min	30 min	60 min
COR(μg/dL)	8.9	8.4	9.5
17OHP(ng/mL)	0.31	1.82	2.05
DHEA(μg/dL)	<15	21.7	20.8
雄烯二酮(ng/mL)	<0.3	0.6	0.5

头颅 MRI 平扫:未见明显异常。肾上腺 CT 平扫(图 2-3A):双侧肾上腺偏小,形态正常,左侧肾上腺内侧支点状钙化灶。

患者胞弟病史与查体:患者 2(患者胞弟),24 岁,社会性别男性,自幼皮肤色素沉着,10 岁左右最为明显,平素偶有乏力,无其他不适。既往体健,14 岁出现变声、外阴发育,15 岁阴茎可勃起,未婚,家族史同前。

查体:T 36.6 ℃,P 68 次/min,R 17 次/min,BP 98/58 mmHg,身高 175.0 cm,体重 96.0 kg,BMI 31.3 kg/m²,全身皮肤色素沉着,口唇、齿龈、掌纹、乳晕为著。外生殖器男性,睾丸 8 mL,阴茎牵拉长 10 cm,阴毛色黑,弯曲,呈菱形分布,Tanner 分期 4 期。

实验室及影像学检查:染色体核型 46,XY;血糖 4.06 mmol/L;电解质正常;DHEA:58.2 μg/dL(80~560)。

结果提示轻度盐皮质激素缺乏(表 2-8)。

表 2-8　卧位 RAAS 结果

项目	PRA[ng/(mL·h)]	AT II(pg/mL)	ALD(pg/mL)
结果	22.95(0.15~2.33)	73.27(25~80)	151.7(30~160)

24 h 尿游离皮质醇 134 nmol(73~372),ACTH-COR 节律提示糖皮质激素缺乏(表 2-9)。

表 2-9　ACTH-COR 节律

项目	8:00	16:00
ACTH(pg/mL)	>1 250(7.0-61.1)	>1 250
COR(μg/dL)	11.3(7-27)	6.7

因性腺发育良好,未行性激素检查。肾上腺 CT 平扫(图 2-3B):双侧肾上腺偏小,形态正常。

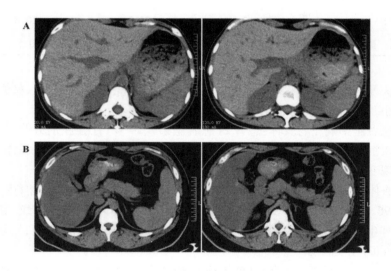

图 2-3　患者 1、2 的肾上腺 CT 图像

三、诊治经过

本文患者 1(先证者)及患者 2(胞弟)均存在肾素水平升高,醛固酮水平正常,且患者 1 血钠低,提示轻度盐皮质激素缺乏;患者 1 性激素 6 项基本正常,性腺发育及功能良好,但肾上腺来源性激素水平低,且 FSH 及 LH 未升高,性激素对 ACTH 刺激有反应。提示肾上腺网状带功能轻度受损而卵巢功能正常;患者 2 性腺发育正常,但肾上腺来源的 DHEA 水平处于正常值下限,考虑其肾上腺网状带功能轻度受损而睾丸功能正常;二者均存在全身皮肤色素沉着、乏力、纳差甚至低血压表现,且患者 1 血糖偏低,二者 ACTH 明显增高,但皮质醇正常,皮质醇对 ACTH 刺激无反应,提示原发性肾上腺糖皮质激素合成不足。患者 1、2 存在肾上腺全皮质功能减退,推测为类固醇激素合成的起始部位发生基因突变,导致肾上腺球状带、束状带、网状带功能

均受损。故进一步对患者及直系亲属行基因检测。

应用安捷伦外显子芯片捕获+高通量测序方法进行亚全外显子基因测序。结果显示(家系图见图2-4):2例患者类固醇急性调控蛋白(StAR)基因均存在突变:*StAR*基因存在 c.533T>A(p.L178Q)、c.737A>G(p.D246G)两处点突变;患者母亲 *StAR* 基因 c.533T>A(p.L178Q)一处点突变;父亲 *StAR* 基因 c.737A>G(p.D246G)一处点突变,患者1的儿子 *StAR* 基因 c.737A>G(p.D246G)一处点突变;5位被检人员均为杂合突变(图2-5)。其中 c.533T>A 导致氨基酸改变 p.L178Q(亮氨酸>谷氨酰胺),c.737A>G 导致氨基酸改变 p.D246G(天冬氨酸>甘氨酸),此种突变人类基因突变数据库(The Human Gene Mutation Database,HGMD)未见报道。对两处突变位点碱基进行同原序列分析,均为高度保守序列(图2-6)。Polyphen2软件预测突变 p.L178Q 的结果分数为0.897(越接近1.00,突变损害可能越大;越接近0,损害可能越小);SIFT 预测结果为0.00(分数<0.05认为可能影响蛋白功能);PROVEAN 预测结果为-3.340(<切点-2.5被认为有害);突变 p.D246G 的 Polyphen2 预测结果分数为0.989;SIFT 预测结果为0.00;PROVEAN 预测结果为-5.204。SWISS-MODEL 蛋白模型(图2-7)显示患者1、2突变前后蛋白三维结构无变化(图2-7A),氢键分析显示 L178 突变后与 G176 间形成突变前不存在的氢键(图2-7B);D246 突变后与 K248 之间的氢键消失(图2-7C、D)。

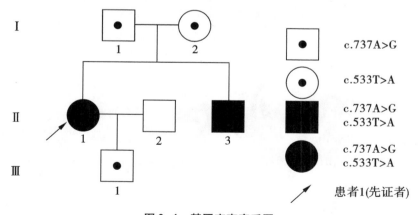

图2-4 基因突变家系图

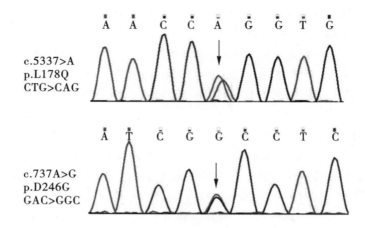

图 2-5 *StAR* 基因两处突变测序峰

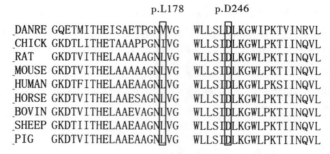

图 2-6 两处突变位点氨基酸保守性分析

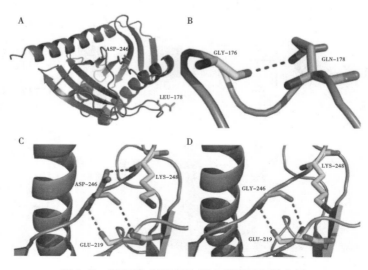

图 2-7 SWISS-MODEL 蛋白模型及氢键分析

　　患者 1 已生育,月经正常,故以补充糖皮质激素为主:口服氢化可的松早 20 mg、下午 10 mg,3 个月后皮肤色素沉着明显改善,未再出现严重恶心、纳差症状。电解质、血糖正常,ACTH 下降至正常范围,8:00 血浆皮质醇上升至 21.7 μg/dL;患者 2 口服氢化可的松早 20 mg、下午 10 mg,3 个月后皮肤色素沉着改善,口唇及齿龈色素斑消失。电解质、血糖正常,ACTH 仍较高水平>1 250 pg/mL,8:00 血浆皮质醇上升至 10.9 μg/dL。患者色素沉着改善不明显,将治疗方案改为氢化可的松早 10 mg、地塞米松片晚上 1/4 片口服,继续随访观察(图 2-8 示患者 1 和 2 治疗前后皮肤色素沉着对比,箭头所指为患者);患者 2 尚未结婚,性功能及精子活性需要进一步动态观察。

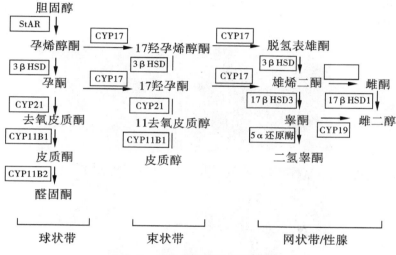

图 2-8　类固醇激素生物合成途径

四、最终诊断

StAR 基因突变所致"先天性类脂质肾上腺增生症"。

五、总结讨论

　　先天性类脂性肾上腺皮质增生症(lipoid congenital adrenal hyperplasia, LCAH)是先天性肾上腺皮质增生症(CAH)中最罕见和最严重的类型,属于常染色体隐性遗传病。目前全世界报道的确诊病例至少 190 例[1]。由于胆固醇转化为孕烯醇酮障碍,导致类固醇激素如糖皮质激素、盐皮质激素及性激素生成障碍。

　　StAR 基因突变是在经典型 LCAH 患者中首次被发现[2],*StAR* 作用于类

固醇激素合成的首要步骤(类固醇激素合成过程如图2-9所示),是胆固醇向内分泌器官(例如肾上腺、卵巢、睾丸)的线粒体内膜转运的关键蛋白,并且是合成所有类固醇激素所必需的。因此经典型LCAH表现为肾上腺和性腺类固醇激素的完全缺乏,患者发病年龄早,通常在生后数月内,表现为低血糖、失盐、性发育畸形及肾上腺脂质沉积等。但是,临床表现和基因关联的研究发现若变异蛋白的活性低于野生型的10%,临床症状多为经典型LCAH;若活性保持在10%~25%,则临床表型可呈非典型LCAH[3]。非经典型LCAH常于2~4岁发病,可仅表现为迟发的糖皮质激素不足[4]。男性患儿出生时外生殖器正常或出现隐睾、尿道下裂等,青春期可伴有睾丸功能低下,生精异常等[5]。2006年,Baker等人首次报道了 StAR 基因变异所致非典型LCAH[6]。

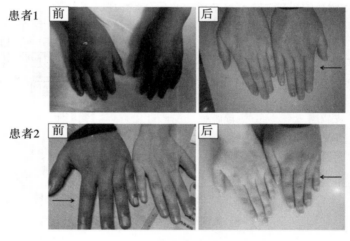

图2-9　患者1、2治疗前后皮肤色素沉着变化

　　根据人类基因突变数据库资料,目前已发现79种 StAR 基因变异,其中有9种变异被报道可以引起非经典型LCAH。非经典型LCAH通常仅有肾上腺糖皮质激素合成缺陷,因此临床表现类似于家族性糖皮质激素缺乏症(familial glucocorticoid deficiency,FGD)[7]。本文先证者最初就诊时,主要表现为糖皮质激素不足,性腺发育及生育功能正常,同时其弟有类似肾上腺皮质功能不全表现,我们第一诊断亦考虑FGD。由于近年逐渐有报道部分 StAR 基因变异的患者具有FGD的表型,使该基因被列为非典型FGD的致病基因[8,9]。经典型FGD的致病基因为 MC2R 和 MRAP,如果临床表型酷似FGD的患者基因筛查未发现 MC2R 和 MRAP 基因变异,要进一步筛查有无 StAR 基因变异。本文姐弟俩最终明确诊断依赖于基因诊断,发现了 StAR 基

因变异新类型，在人类基因突变数据库尚未见报道。

Metherell 等人[10]统计了 5 个 StAR 基因突变引起的 FGD 家系，研究表明部分突变的 StAR 可以呈现 FGD 的表型，约占 FGD 的 10%，盐皮质激素产物的相对保存反映了醛固酮的产生速度远远低于皮质醇。值得注意的是这 5 个家系中，有一例 StAR 基因 R188C 纯合突变的 26 岁男性患者，单纯糖皮质激素长期治疗效果良好，性腺功能正常，但笔者推测 10 年以后可能会出现性腺功能减退及无精症。影像学提示该患者肾上腺发育不全伴钙化灶，类似于肝脂肪沉积后的肝硬化末期改变，与本文两例患者肾上腺表现类似。经典的 MC2R 或 MRAP 突变引起的 FGD，由于 ACTH 对肾上腺皮质无作用，引起肾上腺萎缩，但 StAR 突变的 FGD 患者因 ACTH 的非类固醇作用被保留，至少在早期无肾上腺萎缩表现，因此肾上腺萎缩可能提示疾病的长期存在。

非经典型 LCAH 患者早期可能表现为单纯皮质醇缺乏，而无性腺功能发育障碍，但随着疾病进展可能出现疾病加重或性腺功能受损等，单纯糖皮质激素补充治疗是不够的，需长期随访临床症状改变、实验室指标及性腺功能检测，及时更改治疗方案，改善预后。结合本文两例患者，补充糖皮质激素后症状明显改善，暂不考虑盐皮质激素替代，但仍需长期随访。

综上所述，LCAH 是 CAH 最严重的形式，与其他类型的 CAH 最大差别是无中间代谢产物的堆积，临床症状不典型的患者诊断较难，基因检测有助于确诊，多为 StAR 基因变异所致。早期诊治是降低病死率的有效方法，激素替代疗法安全有效，可提高患者生活质量。

参考文献

[1]BIZZARRI C,PISANESCHI E,MUCCIOLO M,et al. Lipoid congenital adrenal hyperplasia by steroidogenic acute regulatory protein (STAR) gene mutation in an Italian infant:an uncommon cause of adrenal insufficiency[J]. Ital J Pediatr,2017,43 (1):57.

[2]LIN D,SUGAWARA T,STRAUSS J F,et al. Role of steroidogenic acute regulatory protein in adrenal and gonadal steroidogenesis[J]. Science,1995,267:1828-1831.

[3]MILLER W L,BOSE H S. Early steps in steroidogenesis:intracellular cholesterol trafficking[J]. J Lipid Res,2011,52 (12):2111-2135.

[4]TURCU AF,AUCHUS RJ. The next 150 years of congenital adrenal hyperplasia[J]. Steroid Biochem Mol Biol,2015,153:63-71.

[5]谢婷,郑纪鹏,黄永兰,等.先天性类脂性肾上腺皮质增生症临床特点及 StAR 基因突变分析[J].中国当代儿科杂志,2015,17(5):472-476.

[6]BAKER B Y,LIN L,KIM C J,et al. Nonclassic congenital lipoid adrenal hyperplasia:a new disorder of the steroidogenic acute regulatory protein with very late presentation and normal male genitalia[J]. J Clin Endocrinol Metab,2006, 91(12):4781-4785.

[7]MILLER W L. Disorders in the initial steps of steroid hormone synthesis [J]. Journal of Steroid Biochemistry and Molecular Biology,2017,165:18-37.

[8]KING S R,BHANGOO A,STOCCO D M. Functional and physiological consequences of StAR deficiency:role in lipoid congenital adrenal hyperplasia [J]. Endocr Dev,2011,20:47-53.

[9]FLÜCK C E,PANDEY A V,DICK B,et al. Characterization of novel StAR (steroidogenic acute regulatory protein) mutations causing non-classic lipoid adrenal hyperplasia[J]. PLoS One,2011,6(5):e20178.

[10]METHERELL L A, NAVILLE D, HALABY G, et al. Nonclassic lipoid congenital adrenal hyperplasia masquerading as familial glucocorticoid deficiency[J]. J Clin Endocrinol Metab,2009,94(10):3865-3871.

（撰写者:任高飞;指导老师:栗夏连）

高血压、双侧肾上腺结节样增粗

一、病史与查体

患者,女,10 岁,以"进行性肥胖、面圆、面红 1 年余"为主诉于 2012 年 8 月 28 日入院。患者于 1 年余前出现进行性肥胖(1 年余内体重增加 10 kg)、面圆、面红,生长迟缓,伴腹膨隆、颈背部脂肪增厚、多毛、双侧大腿内侧浅红色皮纹,门诊以"库欣综合征"收入院。

既往体健,无"高血压""糖尿病"病史。未婚未育,未初潮。父母均体健,非近亲结婚,一妹体健,家族中无类似疾病。

查体:BP 140/98 mmHg,H 121.5 cm,Wt 36.0 kg,BMI 24.39 kg/m^2,发育正常,营养良好,向心性肥胖。全身皮肤无瘀点、瘀斑、宽大紫纹及色素沉着。双侧大腿内侧散在浅红色皮纹,全身毳毛浓密、增粗。满月面容,发际下移,甲状腺未触及。颈部脂肪垫,水牛背。心肺听诊未闻及异常,腹软无压痛。双下肢无水肿,四肢肌力、肌张力正常。

二、实验室及影像学检查

血糖及电解质正常,血皮质醇高,昼夜节律消失(表 2-10),ACTH 低;24 h 尿游离皮质醇(UFC)明显增高(822 nmol/24 h,正常值:73 ~ 372 nmol/24 h),大小剂量地塞米松抑制试验均未被抑制(对照:822 nmol/24 h、975 nmol/24 h,小剂量地塞米松抑制试验后:915 nmol/24 h,大剂量地塞米松抑制试验后 UFC 升高:1 261 nmol/24 h)(表 2-11),口服葡萄糖耐量试验未见异常,胰岛素释放试验提示:高胰岛素血症(表 2-12)。生长激素(GH)1.14 μg/L(0.06 ~ 5.00)。肾上腺 CT 平扫+增强示双侧肾上腺结节样增粗(图 2-10),左手腕关节 X 射线片示 9 岁儿童骨龄(图 2-11),心脏、甲状腺、肝胆胰脾、双肾输尿管膀胱、子宫双附件超声均未见异常。

三、诊治经过

根据患者的症状、体征,初步考虑为:库欣综合征。ACTH-COR 节律示:皮质醇昼夜节律消失、ACTH 明显被抑制,24 h 尿游离皮质醇明显增高;行小剂量地塞米松抑制试验未被抑制,支持库欣综合征的诊断。行肾上腺 CT 平扫+增强示:双侧肾上腺结节样增粗;垂体 MRI 平扫+动态增强未见异常;行大剂量地塞米松抑制试验未被抑制,结合其 ACTH 水平明显被抑制,初步诊断为:非 ACTH 依赖性库欣综合征。转入泌尿外科,于 2012 年 9 月 20 日在全麻下行腹腔镜下左侧肾上腺切除术。术中见左侧肾上腺 4.0 cm×3.0 cm×1.5 cm,表面呈散在结节状改变,结节呈灰色至黑褐色,直径为 0.1 ~ 0.6 cm。术后病理:H-E 染色(图 2-12)显示,皮质可见多个圆形或卵圆形结节,由大量含有棕色色素的嗜酸细胞构成,细胞排列紧密成巢状和梁状,其中可见含色素沉着的胞质及核异常的透明细胞形成,结节间皮质正常;免疫组化染色(图 2-12)显示,增生结节内细胞 α-inhibin(+),Syn(+),NSE(+),CK(+),CgA(+)。病理诊断:原发性色素性结节样肾上腺皮质增生。

术后糖皮质激素替代治疗(每日 1 片氢化可的松口服,1 个月后改为每日半片),3 个月后停药。术后 5 个月患者皮质醇增多症状缓解,但身高仍无增长,再次入我院查胰岛素样生长因子-1(IGF-1)低:5.43 μg/L(7 ~ 45),行 GH 兴奋试验:0 min:2.1 μg/L,15 min:3.9 μg/L,30 min:7.3 μg/L,60 min:5.9 μg/L,90 min:4.1 μg/L,因 GH 峰值位于 5 ~ 10 μg/L 之间,考虑可能存在 GH 部分缺乏,给予重组人生长激素(rhGH)每晚睡前皮下注射并继续随访,患者症状继续减轻,血压于术后 8 个月已降至正常,血皮质醇、胰岛素水平降低,身高增长(表 2-13),术后 15 个月复查骨龄为 11 岁(图 2-13)。

历次检查结果如表 2-10 ~ 表 2-13。

表 2-10　患者手术前后肾上腺皮质功能变化

时间	UFC（nmol/24 h）	血浆 ACTH(pg/mL)			血浆 COR(μg/dL)		
		8:00	16:00	0:00	8:00	16:00	0:00
术前	822	<1.00	<1.00	<1.00	29.4	29.3	24.7
术前	975	<1.00			26.6		
术后 5 个月	140	<1.00	<1.00	<1.00	8.0	8.7	8.6
术后 8 个月	148	4.6	2.6		13.4	13.6	
术后 15 个月	249	4.1	3.6		11.9	13.5	

UFC:24 h 尿游离皮质醇,正常参考值:73 ~ 372 nmol/24 h;ACTH:促肾上腺皮质激素,正常参考值:8:00 7.0 ~ 61.1 pg/mL;血浆 COR 正常参考值:8:00 7 ~ 27 μg/dL

表 2-11　大小剂量地塞米松抑制试验

时间	UFC（nmol/24 h）	血浆 ACTH（pg/mL）			血浆 COR（μg/dL）		
		8:00	16:00	0:00	8:00	16:00	0:00
对照 1	822	<1.00	<1.00	<1.00	29.4	29.3	24.7
对照 2	975	<1.00			26.6		
小剂量地塞米松	915						
大剂量地塞米松	1261						

表 2-12　患者手术前后口服葡萄糖耐量试验结果对比

时间	血糖（mmol/L）		血胰岛素（μU/mL）	
	术前	术后 5 个月	术前	术后 5 个月
空腹	4.4	4.2	6.9	5.2
30 min	6.1	6.6	91.2	55.4
60 min	7.5	7.6	118.5	37.7
120 min	6.1	6.1	114.9	34.6
180 min	5.0	5.5	71.2	42.7

表 2-13　患者手术前后身高和体重的变化

时间	身高（cm）	体重（kg）
术前	121.5	36.0
术后 5 个月	121.5	34.0
术后 8 个月	126.5	34.5
术后 12 个月	128.0	37.4
术后 15 个月	131.3	38.0

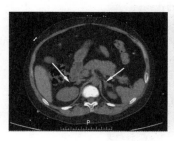 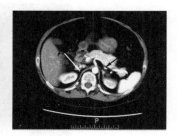

平扫　　　　　　　　　　　增强

图 2-10　2012 年 8 月肾上腺

双侧肾上腺呈结节样增粗，如箭头所示，结节呈不均匀强化

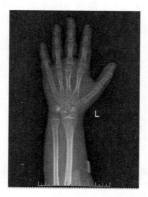

图 2-11　2012 年 8 月骨龄片

符合 9 岁女童骨龄

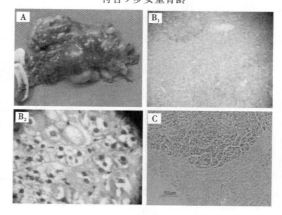

图 2-12　肾上腺组织病理

A. 切除的左侧肾上腺组织;B_1. 皮质增生结节,未见结节间皮质萎缩 H-E×100;B_2. 结节由嗜酸性粒细胞及透明细胞构成,细胞内含有多少不一的脂褐素 H-E×400;C. 肾上腺皮质结节内抗体的表达免疫组化×100 α-inhibin 弥漫阳性

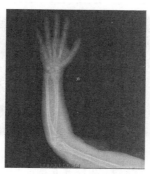

图 2-13　2013 年 2 月骨龄片

符合 11 岁女童骨龄

家系基因分析

患者家系 3 代中 1 人因"淋巴瘤"已故,其他成员无类似病史,体格检查及辅助检查(ACTH-COR 节律、24 hUFC 等)均未见异常。患者的妹妹(2 个月大婴儿)未行实验室检查。

抽提患者及其家系成员全血,共 7 份行 DNA 检查,对 PRKARIA、PDE11A、PDE8B、CTNNB1 基因进行测序。结果家系中 7 例 DNA 样本,PDE11A、PDE8B、CTNNB1 测序均未发现突变。PRKARIA 的测序中发现患者(先证者,Ⅲ2)的编码区第 52 位碱基(2 号外显子中)即 18 号密码子 TGT 的第一位碱基为 T/G 杂合,编码氨基酸由半胱氨酸转变成甘氨酸,即错义突变:C18G;其父亲Ⅱ3 及妹Ⅲ3 同样携带此突变基因(图 2-14)。其家系图见图 2-15。

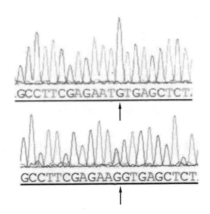

图 2-14 突变期

(上图)野生型序列:编码区第 52 位碱基为 T,TGT 为第 18 号密码子,编码胱氨酸;(下图)突变序列:编码区第 52 位碱基为 G/T 杂合子,TGT 变为 GGT,编码 Gly

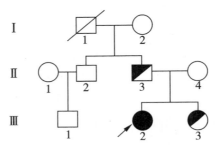

图 2-15 患者家系图

□男 ○女 ➤●先证者 ◪◖携带者 ⊘死亡

四、最终诊断

库欣综合征:原发性色素性结节样肾上腺皮质病。

五、总结讨论

库欣综合征(皮质醇增多症)分类及诊断流程见图2-16、图2-17。

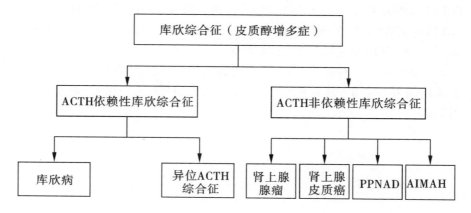

图2-16　库欣综合征

原发性色素性结节样肾上腺皮质病(primary pigmented nodular adrenocortical disease, PPNAD),ACTH非依赖性双侧肾上腺大结节样增生(ACTH-independent bilateral macronodular adrenal hyperplasia,AIMAH)

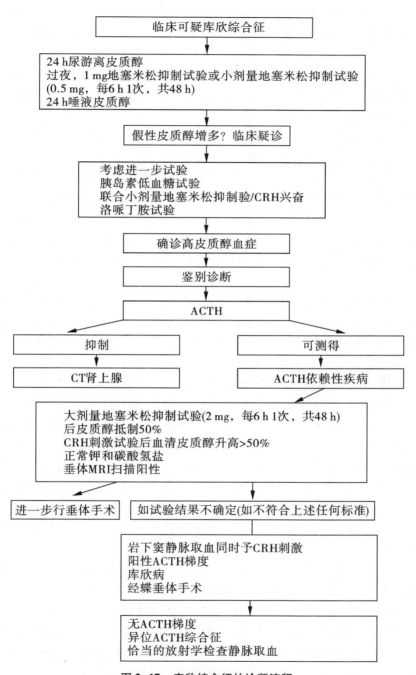

图 2-17　库欣综合征的诊断流程

原发性色素性结节样肾上腺皮质病是促肾上腺皮质激素(ACTH)非依赖性库欣综合征的罕见病因和表现形式,其占库欣综合征的比例小于1%,好发于儿童和青年人,以肾上腺多发性色素性皮质结节和结节间皮质萎缩为特点。当PPNAD合并皮肤色素沉着、皮肤黏液瘤、心房黏液瘤、甲状腺腺瘤、卵巢囊肿等称之为Carney综合征,若肾上腺为患者唯一的表现时称为孤立性PPNAD(iPPNAD)[1]。

PPNAD最早的报道可追溯到1978年Arce[2]等对家族性库欣综合征患者的描述,患者肾上腺组织呈多个黄色的皮质结节,结节大小0.3~1.5 cm不等。随着分子遗传学的发展,研究发现该疾病为常染色体显性遗传。目前已证实的两个相关基因 PRKAR1A 和 PDE11A 突变是导致PPNAD的原因。 PRKAR1A 定位于17q22~23,该基因的功能改变会导致蛋白激酶A(PKA)信号转导途径的过度激活,产生组织异常增生[3]。PDE11A 定位于2q31.2,调节细胞内cAMP水平的磷酸二酯酶,该基因突变会降低 PDE11A 降解cAMP的水平[4]。

本例在先证者及其父、其妹的 PRKAR1A 中发现一新的突变C18G,其他成员无此突变。错义突变C18G因第52位碱基T变为G,致正常的半胱氨酸转变为甘氨酸,PKA调节亚基R Iα仅表达缺陷导致肾上腺增生发生,而其具体的机制可能还需体外实验证实。此例突变为父女遗传,符合典型的显性遗传,但先证者的父亲、妹妹虽然携带了相同的突变但无PPNAD表现,这可能与突变基因的低外显率有关。由此,PRKAR1A 的C18G可能为与PPNAD发病相关的新突变。既往基因型-表型关联性分析研究显示,PRKAR1A 突变阳性的患者比阴性者更易、更早发生皮肤色素沉着病变、黏液瘤、甲状腺和性腺肿瘤;PRKAR1A 的c.709(-7-2)del6或M1V突变[5~7]与iPPNAD关联性较大。本研究中,先证者无其他库欣综合征症状,符合iPPNAD的诊断,随访需注意发生其他库欣综合征表现的可能,并可以认为C18G与c.709(-7-2)del6、M1V为至今报道中与iPPNAD有关的3种PRKAR1A 突变。

PPNAD虽为肾上腺自主分泌的库欣综合征,但症状相对较轻,部分患者呈亚临床状态,骨质疏松是其常见的临床表现。可表现为皮肤斑点样色素沉着、向心性肥胖、多血质、高血压、继发性糖耐量减低和(或)糖尿病、肌肉萎缩、多毛、月经失调或继发性闭经、性功能障碍、紫纹、满月脸、骨质疏松、痤疮、水肿、头痛、伤口不愈等一系列内分泌紊乱。本例患者表现为满月面容、向心性肥胖、多毛、高血压等典型库欣综合征的临床表现。

PPNAD的诊断主要依赖于实验室检查和影像学检查,表现为ACTH非依赖性CS的特点,可有皮质醇节律消失、24 h尿游离皮质醇增高以及小剂量地塞米松抑制试验不被抑制等特点；血浆 ACTH 水平往往降低，大剂量地塞米松抑制试验不被抑制。本例患者符合以上实验室检查特点，大、小剂量地塞米松抑制试验均未被抑制。但血浆 ACTH 正常不能排除该病的诊断，因为一些表现为周期性高皮质醇血症的患者，ACTH 受抑制并不明显，可为正常水平。研究表明，约 70% 的患者 24 h 尿游离皮质醇水平未被抑制，且反常升高，升高幅度 >50%，本例大剂量地塞米松抑制试验 UFC 升高，这可能与 PPNAD 患者肾上腺皮质小结节过表达糖皮质激素受体有关[8]。该结果或可区分 PPNAD 与其他肾上腺皮质病变引起的 CS，若升高幅度 >100%，将更支持该疾病的诊断。PPNAD 患者的肾上腺大小一般正常或轻度增大，肾上腺皮质散在较小的色素性结节样病灶。因此肾上腺 CT 检查有时不易发现病变，或提示为单侧病变。本例患者肾上腺 CT 表现为双侧肾上腺轻度增粗。最近一项临床研究[9]将 NP-59 闪烁扫描检查应用于 PPNAD 患者，结果显示在普通 CT 上未见明显异常或仅提示单侧肾上腺病变的 PPNAD 患者，在 NP-59 闪烁扫描检查中均可见双侧肾上腺摄取，提示双侧肾上腺病变。该检查的应用或有助于 PPNAD 的诊断。

目前 PPNAD 的治疗主要为双侧肾上腺切除及术后糖皮质激素替代治疗。也有研究认为症状较轻的年轻患者可采取肾上腺单侧切除或次全切，术后皮质醇增多症状可明显缓解很多年[10]。本例患者仅行单侧肾上腺切除，术后皮质醇增多症状明显缓解，我们将继续对其进行随访，一旦复发需追加对侧肾上腺切除术，并终身接受糖皮质激素替代治疗。此外，PPNAD 患儿生长落后与长期的高糖皮质激素抑制 GH 分泌和造成组织对 IGF-1 等生长因子的抵抗有关[11]，术后随着高糖皮质激素血症的解除，可出现追赶性生长，但最终身高往往不够理想，故 PPNAD 患儿术后应及时测定 GH 及 IGF-1，如果为 GH 缺乏可给予 GH 应用，GH 治疗的早期实施和较长的生长允许期限有助于患儿达到理想成人身高[12]。本例患者身高落后，骨龄延迟，术后 5 个月身高仍无增长，行生长激素激发试验结果提示生长激素部分缺乏，血 ACTH 及皮质醇均在正常范围，故按 0.1~0.2 U/kg 给予 rhGH 应用，并随用药反应调整剂量，应用 10 个月后患者身高增长 9.8 cm，明显缩小了与同龄人的差距。我们将继续对患者的手术及药物治疗进行长期随访，同时密切随访其家族成员，尤其是携带突变基因的成员，以期及早诊断、及早治疗。

总之，PPNAD 临床罕见，症状体征可不典型、影像学检查多无特异性，极易误诊为其他引起皮质醇增多症的肾上腺肿瘤或瘤样病变而施行手术。但由于该病部分可合并库欣综合征，故需加强认识。此外，基因诊断对于发现病因及筛查家系疾病遗传具有重要意义，有助于 PPNAD 的临床诊治、遗传咨询及 *PRKAR1A* 的分子学研究。治疗上以双侧肾上腺切除术为主，并应加强随访,排除库欣综合征可能。

参考文献

[1] DA SILVA R M, PINTO E, GOLDMAN S M, et al. Children with Cushing'S syndrome:Primary Pigmented Nodular Adrenocortical Disease should always be suspected[J]. Pituitary,2011,14:61–67.

[2] ARCE B, LICEA M, HUNG S, et al. Familial Cushing'S syndrome[J]. Acta Endocrinol(FCpenh),1978,87:139–147.

[3] ROBINSON–WHITE A, MEOLI E, STERGIOPOULOS S, et al. PRKARl A mutations and protein kinase A interactions with other signaling pathways in the adrenal FCrtex[J]. J Clin Endoerinol Metab,2006,91:2380–2388.

[4] HORVATH A, GIATZAKIS C, ROBINSON–WHITE A, et al. Adrenal hyperplasia and adenomas are associated with inhibition of phosphodiesterase 11A in carries of PDE11A sepuence variants that are frequent in the population[J]. Cancer Res,2006,66:11571–11575.

[5] HORVATH A, BETHERAT J, GROUSSIN L, et al. Mutations and polymorphisms in the gene encoding regulatory subunit type 1–alpha of protein kinase A(PRKAR1A):an update[J]. Hun Mutat,2010,31:369–379.

[6] PEREIRA A M, HES F J, HORVATH A, et al. Association of the M1V PRKAR1A mutation with primary pigmented nodular adrenocottical disease in two large families[J]. J Clin Endocrinol Metab,2010,95:338–342.

[7] GROUSSIN L, HORVATH A, JULLIAN E, et al. A PRKAR1A mutation associated with primary igmented nodular adrenocortical disease in 12 kindres [J]. J Clin Endocrinol Metab,2006,91:1943–1949.

[8] LOUISET E, STRATAKIS C A, PERRAUDIN V, et al. The paradoxical increase in cortisol secretion induced by dexamethasone in primary pigmented nodular adrenocortical disease involves a glucocorticoid receptor–mediated effect of dexamethasone on protein kinase A catalytic subunits[J]. J Clin Endocrinol Metab,2009,94:2406–2413.

[9] VEZZOSI D, TENENBAUM F, CZZABAT L, et al. Hormonal,radiological, NP–59 scintigraphy, and pathological correlations in patients with Cushing's syndrome due to primary pigmented nodular adrenocortical disease (PPNAD) [J]. J Clin Endocrinol Metab,2015,100:4332–4338.

[10] POWELL A C, STRATAKIS C A, PATRONAS N J, et al. Operative management of cushing syndrome secondrary to micronodular adrenal hyperplaisa[J].

Surgery,2008,143:750-758.

[11]SAVAGR M O,SCAMMEGNA S,CARROLL P V,et al. Growth in disorders of adrenal hyperfunction[J]. Horm Res,2002,58 Suppl 1:39-43.

[12]LEBRETHON M C,GROSSMAN A B,AFSHAR F,et al. Linear growth and final height after treament for Cushing's diease in childhood[J]. J Clin Endocrinol Matab,2000,85:3262-3265.

（撰写者:任蕾;指导老师:秦贵军）

双侧肾上腺嗜铬细胞瘤、甲状腺肿块

一、病史与查体

患者,女,58 岁,以"阵发性头痛、心悸 13 年,再发伴血糖、血压升高 2 个月"为主诉于 2011 年 9 月入住我院内分泌科。患者于 13 年前出现阵发性心悸、头痛,每次持续 3 ~ 4 min,休息后可缓解,不伴血压升高、多汗等,就诊于当地医院,发现左侧肾上腺占位(具体不详),予以"左侧肾上腺占位切除术",术后病理证实为嗜铬细胞瘤,术后上述症状完全缓解。2 个月前上述症状再次出现并伴血糖及血压升高,无皮肤变黑、满月脸、水牛背、皮肤紫纹,无明显口干、多饮、多尿,无双下肢乏力、软瘫等,测空腹血糖 10.9 mmol/L,餐后血糖 19.5 mmol/L,血压最高达 150/90 mmHg,口服"阿卡波糖片 50 mg 3 次/d、二甲双胍片 0.25 g 3 次/d"控制血糖,监测空腹血糖波动在 7.4 ~ 8.6 mmol/L 之间,同时间断口服降压药物(具体不详),血压控制在(110 ~ 130)/(70 ~ 80)mmHg。

既往史、个人史、婚姻史、月经生育史、家族史无特殊。

查体:T 36.6 ℃,P 80 次/min,R 20 次/min,BP 160/93 mmHg,H 155 cm,Wt 47 kg,BMI 19.6 kg/m^2,甲状腺左侧叶可触及一大小约 1 cm× 1 cm 大小结节,质硬,界清,活动度差,无压痛、震颤、血管杂音。心肺听诊无异常,腹部未触及包块,双下肢无水肿。

二、实验室及影像学检查

1.实验室检查 血、尿、粪常规,电解质,肝、肾功能,血脂均正常。甲状腺功能、甲状旁腺激素正常,甲状腺相关抗体阴性,血 3-甲氧基肾上腺素、3-甲氧基去甲肾上腺素、ACTH-COR 节律、24 h 尿游离皮质醇、性激素 6 项、24 h 尿醛固酮均正常。降钙素高(CT)352 (0 ~ 50 pg/mL)。24 h 尿去甲肾上腺素高(NE)201 μg/24 h(正常参考值<50 μg/24 h),肾上腺素高(E)122 μg/24 h(正常参考值<20 μg/24 h),多巴胺(DA)正常 139 μg/24 h(正常参考值<500 μg/24 h),24 h 尿量 1 800 mL。OGTT 及同步胰岛素释放试验示糖耐量异常(表 2-14)。

表 2-14　OGTT 及同步胰岛素释放试验

时间(min)	0	30	60	120	180
OGTT(mmol/L)	6.0	11.6	11.7	8.2	3.8
胰岛素释放(μU/mL)	3.0	25.1	99.8	64.4	11.3

2.影像检查　肾上腺 CT 平扫+增强示(图 2-18):右侧肾上腺占位,部分强化,考虑嗜铬细胞瘤。甲状腺彩超:甲状腺右侧叶实性占位并钙化(TI. RADS 分类:4c 类);甲状腺左侧叶实性占位并多发钙化(TI. RADS 分类:5 类);左侧颈部多发实性低回声(考虑淋巴结转移灶)。甲状腺穿刺结果提示:甲状腺腺瘤合并钙化可能性大,建议术中冰冻切片明确诊断。垂体 MRI 未见明显异常。

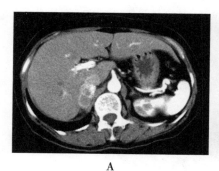
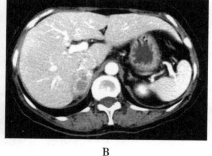

A　　　　　　　　　　　B

图 2-18　肾上腺 CT

　　右侧肾上腺区见一椭圆形肿块影,大小 54 mm×38 mm,增强呈明显不均匀强化,其内可见大片状囊变坏死区,肿块与右肾分界清楚,右肾受压稍向下移位,左侧肾上腺显示不佳。两侧肾内可见多发类圆形低密度影,增强未见强化

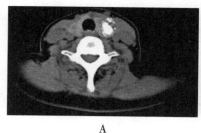
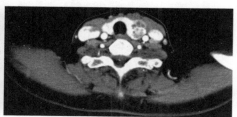

A　　　　　　　　　　　B

图 2-19　甲状腺 CT

A:甲状腺 CT 平扫;B:甲状腺 CT 增强

三、诊治经过

患者于 2011 年 10 月 17 日在我院泌尿外科行腹腔镜下右侧肾上腺嗜铬细胞瘤切除术（肿瘤直径约 6 cm×5.5 cm×4 cm）（图 2-20），术后病理结果示右肾上腺符合嗜铬细胞瘤（图 2-21），内可见一直径 1.3 cm 结节，免疫组化结果：Syn（+），CgA（+），S-100（-），CD56（+），CD15（-/+），CK（-），Vimentin（-），MelanA（-），NSE（+），Ki-67（<5%+）。术后血压、血糖恢复正常。于 2011 年 10 月 29 日在我院甲状腺外科行左侧甲状髓样腺癌根治术+右甲状腺次全切除术+双侧喉返神经探查术（左侧肿瘤直径约 5 cm×4 cm×2 cm，右侧肿瘤直径约 5 cm×2.5 cm×1.5 cm），术后病理结果示：双侧甲状腺髓样癌（图 2-22），左颈部淋巴结 5 枚，4 枚可见癌转移（4/5）；副神经组淋巴结 1 枚，未见癌转移（0/1），免疫组化结果：CK19（灶+），CK20（-），HBME-1（-），Galectin-3（-），TG（-），CT（+），Syn（+），CgA（+），Ki-67（未检出）。术后患者恢复良好。

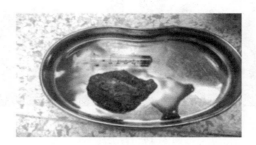

图 2-20 手术切除的右侧肾上腺嗜铬细胞瘤

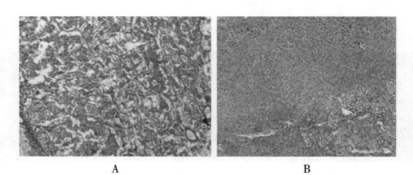

A   B

图 2-21 肾上腺病理切片

A：嗜铬细胞瘤（H-E×200）；B：正常肾上腺组织（H-E×100）

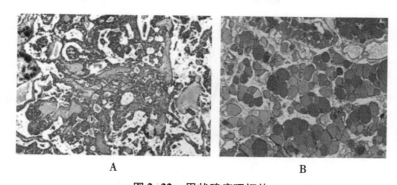

图 2-22　甲状腺病理切片
A：甲状腺髓样癌（H-E×200）；B：正常甲状腺组织（H-E×100）

患者于术后 1 个月和 3 个月复查肾上腺及甲状旁腺影像学提示术后改变，血钙磷正常、血降钙素降至正常（术后 1 个月分别为 58.44 pg/mL 和 20.39 pg/mL），甲状腺功能、血 PTH、MN、NMN 也均在正常范围。目前患者应用"强的松片 早 5 mg，下午 2.5 mg""左旋甲状腺素片 150 μg 每天 1 次"。

对其部分家族成员进行血生化检测，全部标本的血钙磷、降钙素、血 MN、NMN、PTH 水平均正常，进行血压和超声检查：血压正常，甲状腺、甲状旁腺和肾上腺超声检查未发现异常。

对患者和其家系进行 *RET* 基因检测。患者的第 11 号外显子存在 633 位密码子与 634 位密码子联合突变，Leu（CTG）633Phe（TTT）之前在国内外尚未报道，而 Cys（TGC）634Ser（TCC）已经于 1993 年国外首次报道。结合相应外显子的直接测序结果，可以推断出此种突变为杂合突变（图 2-23），Cys（TGC）634 Ser（TCC）可确定为该先证者 MEN2A 的致病基因，但 633 位密码子的突变之前国内外尚未见报道，因此对于其突变引起该先证者 MEN2A 的发病机制尚不能明确，通过 PolyPhen 软件预测 633 位点基因突变结果提示"This mutation is predicted to be probably damaging with a score of 0.959（sensitivity：0.78；specificity：0.95）"，仅仅提示此基因突变有害，但具体致病机制有待进一步的基因功能预测，家族成员包括先证者的哥哥、姐姐、子女及丈夫均未发现基因突变，为排除合并其他罕见突变位点的基因突变，进一步对先证者 *RET* 原癌基因的第 1～7、9、12、17～21 外显子进行基因测序均未发现基因突变。

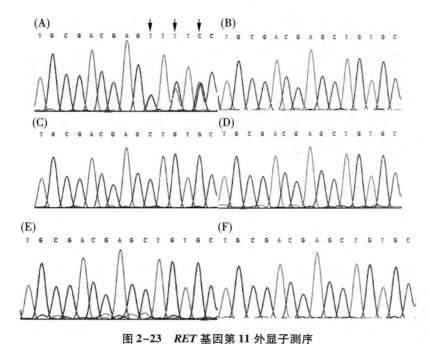

图 2-23　*RET* 基因第 11 外显子测序

正常序列为 5'TGCGACGAGCTGTGC3'，患者序列为 5'TGCGACGAGTTTTCC3'，箭头为基因突变位置

四、最终诊断

多发性内分泌腺瘤病 2A 型。

五、总结讨论

多发性内分泌腺瘤病（multiple endocrine neoplasia，MEN）临床表现为同一个体先后或同时发生多个内分泌腺体功能亢进，多有家族史。MEN 分为 1 型（MEN1）和 2 型（MEN2），其中 MEN2 又可分为 MEN2A 和 MEN2B。MEN1 临床主要表现为甲状旁腺腺瘤、胃肠胰肿瘤（以胃泌素瘤和胰岛素瘤常见）和垂体前叶瘤（以催乳素瘤常见）。MEN2A 为甲状腺髓样癌、肾上腺嗜铬细胞瘤及甲状旁腺瘤/增生等。MEN2B 为甲状腺髓样癌、嗜铬细胞瘤和黏膜神经纤维肿瘤。

MEN2 呈常染色体显性遗传，发病率约 1/30 000 左右。MEN2A 又称 Sipple 综合征，约占 MEN2 的 95%，分为 4 种变异型：①经典型 MEN2A；

②MEN2A 伴皮肤苔藓淀粉样变（cutaneous lichen amyloidosis, CLA）；③MEN2A 伴先天性巨结肠症（hirschsprung disease, HSCR）；④家族性甲状腺髓样癌（familial medullary thyroid carcinoma, FMTC）。经典型 MEN2A 主要是两种或两种以上特定的内分泌瘤：甲状腺髓样癌（medullary thyroid carcinoma, MTC，发生率 95%～100%）、肾上腺嗜铬细胞瘤（pheochromocytoma, PHEO, 50%）及甲状旁腺瘤/增生等。典型 MTC 起病可表现为甲状腺 C 细胞增生（C-cell hyperplasia, CCH）或 MTC，先证者在 35 岁前可有颈部肿块或颈痛、血清降钙素和（或）癌胚抗原升高，腹泻（30%）等。MEN2A 的 PHEO 一般在 MTC 后发生或伴发，大多位于肾上腺内（99.1%），常呈双侧（61.3%）、多中心、恶性罕见[1,2]。临床可表现为阵发或持续性高血压（68.9%），血或尿中儿茶酚胺及其代谢产物升高可以是疾病的唯一异常表现。甲状旁腺瘤/增生症状大多轻微或伴发高尿钙症和肾结石。

MEN2A 和 MEN2B 二者均有甲状腺髓样癌和嗜铬细胞瘤，这两种肿瘤的临床表现相同。与 MEN2A 不同的是 MEN2B 具有以下特点。①无甲状旁腺异常；②躯体与组织发育异常：特征性的面容（舌的神经瘤、唇突起）、弓形足、漏斗胸、马方体形（高、瘦长、肢体不成比例的长）；③唇、颊、黏膜、舌部神经瘤、肠道节神经瘤、皮肤神经纤维瘤、角膜神经增厚；④肠蠕动功能紊乱（腹泻或便秘）；⑤发病年龄小、平均寿命短（30～60 岁）；⑥散发病例多见，家族中受累少于 50%。

本患者 13 年前通过术后病理证实为左侧肾上腺嗜铬细胞瘤，本次入院时查降钙素、24 h 尿去甲肾上腺素及肾上腺素均升高，甲状腺及肾上腺术后病理分别提示甲状腺髓样癌及嗜铬细胞瘤，同时具备甲状腺髓样癌和嗜铬细胞瘤，该患者虽然无甲状旁腺异常，但无 MEN2B 型特点如特征性的面容（舌的神经瘤、唇突起等），因此，本病例临床诊断为 MEN2A 型，但 MEN2 的精准诊断需要基于 RET 突变检测。

RET 原癌基因的突变是 MEN2A 发病的分子病理基础，几乎所有的 MEN2A 均是由 RET 原癌基因突变引起的，目前全世界发现的 MEN2A 家系中 99% 以上的突变是发生在 RET 原癌基因第 8、10、11、13～16 外显子，突变基因检测已成为诊断 MEN2A 的重要手段[3]。国际 MTC 诊治指南：美国甲状腺协会（ATA）-2015[1]、欧洲甲状腺学会（ETA）-2012[4] 和美国国家综合癌症网（NCCN）-2010[5] 均推荐对所有首诊 MTC 患者进行 RET 突变检测，对突变者的其他家族成员进行 RET 突变筛查：①MTC 患者一生中进行一次 RET 突变检测可明确是否为 MEN2；②循 MEN2 患者进行家系调查和 RET 突变筛查可发现 RET 突变者在没有出现 MEN2 临床症状前得以早期明确诊断；③依据 RET 突变危险分级整合降钙素水平等，对 MEN2 患者实施早期规范治疗或监视随访;④有别于无症状散发 MTC 患者,大多限于体检发现或经穿刺活检病理明确诊断后才进行治疗;⑤5.6% ~ 9.0% 的 MEN2A 为 De novo RET 突变[6],90% 的 MEN2B 为 RET-M918T 所致[7],有利于此部分原先考虑"散发 MTC"诊断的修正及其子代的治疗或监视;⑥MEN2 相关伴随疾病的及早准确诊治;⑦有利于 MEN2 的预防。

对本患者进行基因检测,结果提示突变位点之一 634 位点错义突变是常见的 MEN2A 突变类型。对其家系成员进行血生化检测,全部标本的血钙磷、降钙素、血 MN、NMN、PTH 水平均正常,进行血压和超声检查,血压正常,甲状腺、甲状旁腺和肾上腺超声检查未发现异常,未表现出明确的家族史,因此考虑该先证者为散发病例。95% 的先证者的双亲之一会发病,但由于 RET 基因的不完全外显现象,有些双亲即使携带了 RET 突变,也无症状,约 5% 的 MEN2A 患者源自种系新发生的突变,若已在先证者中明确了 RET 基因突变,则应该对其双亲进行临床检查,并检测双亲的 RET 基因突变[8],鉴于该先证者父母早逝,具体死因不详,且其同代家系成员未发现 RET 原癌基因的基因突变,无从考证先证者的基因突变是来源于其父母还是其自身基因突变。

目前 MEN2A 的治疗仍以手术为主,有 MEN2A 表型者应及早切除肿瘤。MEN2A 中几乎所有病人均患有 MTC,MTC 是一种特殊类型的甲状腺癌,起源于甲状腺 C 细胞,可分泌降钙素(calcitionion,CT)和癌胚抗原(carcinoembryonicantigen,CEA)。MTC 对化疗和放疗均不敏感,所以手术切除是唯一的选择,标准术式是甲状腺全切。是否行颈部淋巴结清扫取决于术前的降钙素水平及影像学资料。如果降钙素水平>150 pg/mL,即使术前没有颈部淋巴结及远处转移,也推荐行颈部淋巴结清扫术。对于 MEN2A 携带者,建议进行早期预防性甲状腺全切,然而,预防性手术的时机和手术范围尚无统一意见。2015 年美国甲状腺协会(American Thyroid Association,ATA)指南根据 RET 基因不同突变位点把危险分层为 3 级:最高级(M918T),建议 ≤1 岁手术;高危包括 C634 和 A883F,建议 5 岁或<5 岁但 CT 浓度异常者手术;除前两者之外,目前所报道的其他密码子突变则属于中危,建议 CT 浓度异常或儿童期手术。该指南对预防性甲状腺切除的定义:携带遗传性 RET 突变者在未进展成 MTC 或临床无明显症状前进行甲状腺切除[9]。MEN2A 患者有 MTC 在童年发病的高风险性,已有报道 3 个月大幼儿发生转移性 MTC,6 岁 MEN2A 儿童发生淋巴结远处转移[10]的案例。由于基因遗传在出生时就存在,且一直稳定存在,而且从 C-细胞增生,癌前病变的 MTC,到甲状腺内 MTC,并最终淋巴和远处转移的进展是与年龄有关,是 MEN2A 最常见的死因。有报道称如果在青少年或者成年后才进行 MTC 的第一次手术,那么发

生癌症转移的可能性会大大增加,因此基因突变筛查就显得极为重要,由于基因诊断准确性强,在有 MEN2A 家族史的患者未出现生化改变及临床表现之前对其 RET 基因进行基因突变筛查,有利于早期诊断及治疗,降低死亡率。30% MEN2A 患者会发生甲状旁腺功能亢进,所以甲状旁腺也一并切除,并自体移植到前臂。关于 PHEO 的治疗,Castinetti[11] 等分析了 563 例 PHEO 的临床资料发现,PHEO 多为 RET 第 11 和 10 外显子突变(占 92.8%),保留肾上腺皮质功能的肾上腺切除术(ASS)术后复发风险为 2.6%,ASS 可明显减少肾上腺全切术后患者出现的艾迪生样或终生激素依赖(87% 比 43%,P = 0.03),认为腹腔镜下的 ASS 是治疗 PHEO 优先术式选择。通常,至少单侧均原位保留 15% ~30% 或至少保留一侧 1/3 正常肾上腺组织,患者术后可避免激素替代。对于同时有嗜铬细胞瘤和甲状腺髓样癌的患者,应先行嗜铬细胞瘤切除术,若先行甲状腺髓样癌手术,有可能诱发高血压危象或心衰等风险。该患者 13 年前诊断为嗜铬细胞瘤,就应该想到 MEN 的可能,当时未筛查甲状腺髓样癌,也未进行基因筛查,一定程度上延误了病情的诊治。因此,存在甲状腺髓样癌或嗜铬细胞瘤的患者,一定要及时筛查有无 MEN 的可能,必要时对其及其家系进行基因检测,有利于早期诊断和改善预后。

对于诊断为 MEN2A 的患者应加强随访,以便观察肿瘤是否复发、发现新的疾病以及判断疗效。所有甲状腺全切术后患者需进行甲状腺激素替代治疗,并定期复查 CT、CEA。如果局部复发无远处转移,可行二次手术。对于不能进行手术或已经进行了充分手术但降钙素阳性的病例,需密切随访。所有 MTC 患者总的十年生存率是 61% ~76%。影响生存的主要因素是诊断时肿瘤的分期、肿瘤的大小、是否有淋巴结转移、肿瘤的类型(散发或家族性)、年龄、性别及 CT 的倍增时间等。因此,早期进行 RET 基因诊断,在症状前期预防性的甲状腺全切术,对提高生活质量、延长生命非常重要。

ATA-2015 指南推荐存在下列特征患者,建议进行遗传学咨询和种系 RET 突变检测:①"散发" MTC 患者;②遗传性 MTC 患者的一级家属;③婴幼儿存在典型 MEN2B 患者及其父母;④MEN2A-CLA 患者;⑤伴发 HSCR 和 RET 基因 10 号外显子突变的婴幼儿童;⑥有临床症状支持 HSCR 并伴发 MEN2A 的成人者。此外,临床上可通过提取孕妇羊水中脱落细胞、绒毛组织或富集分离孕妇外周血胎儿细胞或 DNA,进行 RET 突变的有创或无创产前诊断。

MEN2A 是一种累及多种内分泌器官的肿瘤性疾病,RET 原癌突变基因检测已成为诊断 MEN2A 的重要手段。实施产前和植入前基因诊断,预防 MEN2A 发生(一级预防);整合 CT 等生化水平,可预测 MEN2A 的进展,进而实施早期个体化精准医疗(二级预防)。对于存在甲状腺髓样癌、嗜铬细胞瘤或有此类疾病家族史的患者,应尽早进行基因筛查,可以早期诊断,改善预后,降低死亡率,也避免了仅仅依靠临床特征及生化检查造成漏诊、误诊的弊端(图2-24)。

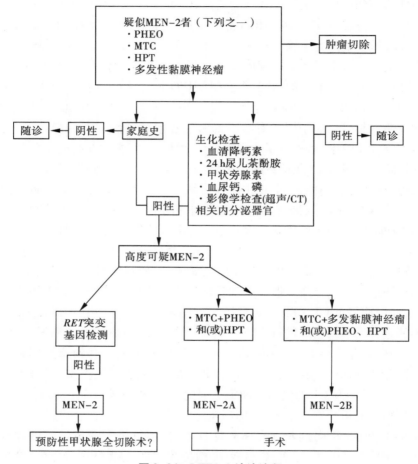

图2-24 MEN-2 诊治流程

参考文献

[1] WELLS SA JR, ASA SL, DRALLE H, et al. Revised Tyroid Association guidelines for the management of medullary thyroid carcinoma[J]. Thyroid, 2015, 25(6):567-610. DOI:10.1089/thy.2014.0335.

[2] CASTINETTI F, QI X P, WALZ M K, et al. Outcomes of adrenal sparing

surgery or total adrenalectomy in phaeochromocytoma associated with multiple endocrine neoplasia type 2：an international retrospective population-based study [J]. Lancet Oncol,2014,15(6):648-655

[3] GERTNER M E, KEBEBEW E. Multiple endocrine neoplasia type 2. [J]. Curr Treat Options Oncol,2004,5:315-325.

[4] ELISEI R, ALEVIZAKI M, CONTE-DEVOLX B, et al. 2012 European thyroid association guidelines for genetic testing and its consequences in medullary thyroid cancer[J]. Eur Thyroid J,2013,1(4):216-231. DOI:10. 1159/000346174.

[5] NATIONAL CONPREHENSIVE CANCER NETWORK. NCCN Clinical Practice Guidelines in On- cology：Thyroid Carcinoma[S/OL]. (2015-11-07) [2016-09-01]. http://www. copcaca. com/Admin/Templates/userfiles/files/ thyroid%202015. pdf.

[6] WELLS S A JR, PACINI F, ROBINSON B G, et al. Multipe endocrine neoplasia type 2 and familial medullary thyroid carcinoma：an update[J]. J Clin Endocrinol Metab,2013,98(8):3149-3164.

[7] BRAUCKHOFF M, MACHENS A, LORENZ K, et al. Surgical curability of medullary thyroid cancer in multiple endocrine neoplasia 2B：a changing perspective[J]. Ann Surg,2014,259(4):800-806.

[8] 戚晓平,应荣彪,杜振方,等. 2 型多发性内分泌腺瘤的分子遗传学研究进展[J]. 中国优生与遗传杂志,2010,18(12):12-15.

[9] WELLS S A, ASA S L, DRALLE H, et al. Revised American Thyroid Association guidelines for the management of medullary thyroid carcinoma [J]. Tyroid,2015,25(6):567-610.

[10] SAWAI H, OKADA Y, KAZANJIAN K, et al. The G691S RET polymorphism increases glial cell line-derived neurotrophic factor-induced pancreatic cancer cell invasion by amplifying mitogen - activated protein kinase signaling[J]. Cancer Res,2005,65(24):11536-11544.

[11] CASTINETTI F, QI X P, WALZ M K, et al. Outcomes of adrenalsparing surgery or total adrenalectomy in phaeochromocytoma associated with multiple endocrine neoplasia type 2：an international retrospective population-based study [J]. Lancet Oncol,2014,15(6):648-655.

（撰写者:张梦阳;指导老师:孙良阁）

高血压、双侧肾上腺多发结节

一、病史与查体

患者,女,53 岁,以"头晕 12 年,面圆、进行性肥胖半年"为主诉入院。患者于 12 年前晨起后出现头晕,无头痛、视物旋转,无心悸、心前区疼痛、焦虑、烦躁,测血压 150/100 mmHg,予卡托普利、硝苯地平、寿比山应用,血压波动于(150~180)/(100~120)mmHg,头晕无缓解。半年前逐渐出现面圆、进行性肥胖,体重增加约 10 kg,伴乏力、头晕、视物模糊,伴眼睑、双手间断水肿,无双下肢水肿、胸闷、气促,无口渴、多饮、多尿,查眼底未见异常,空腹血糖 6.2 mmol/L,餐后 2 h 血糖 10.8 mmol/L,诊断为"高血压病",予降压药物应用(具体不详),血压波动于(130~150)/(90~100)mmHg。20 d 前再次出现头晕,伴乏力,无头痛、恶心、呕吐,当地医院测血压 180/120 mmHg,血钾 3.14 mmol/L,予北京降压 0 号、氯沙坦钾、美托洛尔应用,血压波动于(150~180)/(100~120)mmHg,头晕、乏力无好转。发病以来,精神可,饮食、睡眠可,大小便正常,体重变化如上述。

月经生育史:14 岁月经初潮,52 岁绝经,绝经前月经规律,孕 5 产 1,足月顺产,无产后大出血及产褥感染史。

家族史:父亲患"高血压病、2 型糖尿病",其母、1 兄 1 弟 1 妹、1 女均体健。

查体:T 36.7 ℃,R 17 次/min,P 84 次/min,BP 180/100 mmHg,身高 160 cm,体重 59.5 kg,BMI 23.24 kg/m²,腹围 87 cm,腰围 85.5 cm,臀围 91.5 cm。满月脸,多血质面容,全身皮肤菲薄,无色素沉着,无痤疮,颈背部可见脂肪垫,四肢可见散在瘀斑。眼睑无水肿,甲状腺未触及,心浊音界扩大。腹部膨隆,无紫纹。四肢无纤细,双下肢轻度凹陷性水肿。肌肉无萎缩,四肢肌力、肌张力正常。

二、实验室与影像学检查

患者入院后完善相关检查:血、尿、粪常规,凝血功能,肝、肾功能均正常,三酰甘油高(2.31 mmol/L,正常值<1.7 mmol/L),血气分析正常;性激素提示绝经后改变:FSH 73.15 mIU/mL、LH 50.45 mIU/mL、E$_2$24 pg/mL、P 0.31 ng/mL、T

0.17 ng/mL(T 正常值 0.13~1.08 ng/mL)、PRL 23.66 ng/mL;17α 羟孕酮无异常;HbA1c 6.5 %,OGTT+胰岛素释放试验提示糖尿病(表2-15)。

入院后多次查血钾低或正常低限(3.2~3.67 mmol/L),24 h 尿钾高(49.65 mmol/24 h,同步血钾3.44 mmol/L)。

肾素-血管紧张素-醛固酮立卧位试验、ARR 比值、尿醛固酮正常。血、尿儿茶酚胺均正常。皮质醇昼夜节律消失,血 ACTH 水平低(表2-16),24 h 尿游离皮质醇升高(606 nmol/d,正常值73~372 nmol/d)。

大小剂量地塞米松试验均未被抑制,肾上腺异常膜受体试验结果(表2-17,表2-18)示,葡萄糖刺激试验中血皮质醇可明显升高,达基线的2倍,标准餐试验未兴奋,去氨加压素激发试验中皮质醇升高的峰值达基础值的130%。

表2-15 OGTT+胰岛素释放试验

项目	0 min	30 min	60 min	120 min	180 min
OGTT(mmol/L)	7.2	19.8	17.8	17.8	9.2
胰岛素(μU/mL)	6.2	19.4	26.7	22.9	14.6

表2-16 ACTH-COR 节律

项目	8am	4pm	0am
ACTH(pg/mL)	3.3	2.9	3.3
COR(μg/dL)	20.6	21.8	19.1

表2-17 肾上腺皮质功能动态试验

项目	大小剂量地塞米松抑制试验			口服葡萄糖试验		标准餐试验	
	对照日	LDDST	HDDST	口服前	口服后 2 h	标准餐前	标准餐后
ACTH(pg/mL)	/	/	/	1.9	2.1	2.4	1.9
COR(μg/dL)	18.6 (8am)	20.6 (8am)	19.5 (8am)	19.5	42.8	25.0	26.4
24 h-UFC(nmol/d)	657	716	515	/	/	/	/

表2-18 去氨加压素激发试验

时间	0 min	15 min	30 min	60 min	90 min	120 min
COR(μg/dL)	26.2	34.1	32.8	32.0	30.6	30.8

影像学检查:骨密度示腰椎部、股骨颈部呈重度骨质疏松,大转子部呈骨量减少。彩超示腹部、甲状腺、泌尿系、双肾动脉无异常,胸部 CT 正常。肾上腺 CT 平扫加增强可见双侧肾上腺多发结节影,增强呈轻中度强化,部分密度不均匀,提示双肾上腺多发结节(图 2-25)。垂体 MRI 平扫加动态增强未见异常。

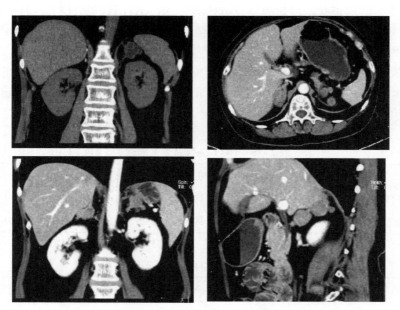

图 2-25　患者双侧肾上腺 CT 图像

双侧肾上腺失去正常形态,可见多发结节影,增强呈轻中度强化,部分密度不均匀

三、诊治经过

该患者为中年女性,高血压病史 12 年,血压难以控制并逐渐升高,逐渐出现面圆、进行性肥胖、多血质面容、颈部脂肪垫,多次查血钾低、尿钾高,ACTH-COR 节律性:皮质醇昼夜节律消失、ACTH 明显被抑制,24 h 尿游离皮质醇明显增高,行小剂量地塞米松抑制试验未被抑制,支持库欣综合征的诊断。行大剂量地塞米松抑制试验血、尿皮质醇未被抑制,考虑为非 ACTH 依赖性库欣综合征(表 2-17)。结合患者肾上腺 CT 平扫加增强扫描提示双侧肾上腺多发结节,垂体 MRI 未见明显异常,考虑为双侧肾上腺大结节样增生。

肾上腺异常膜受体试验结果(表 2-17,表 2-18)示,葡萄糖刺激试验中血皮质醇可明显升高,达基线的 2 倍,标准餐试验未兴奋。去氨加压素试验中皮质醇升高的峰值达基础值的 130% 为部分阳性反应,阳性结果提示有相应的异常激素受体表达,皮质醇分泌受异常表达的受体调控。

转入泌尿外科行右侧肾上腺全切术,术中可见右肾上腺多发黄色结节,最大结节约 1 cm。病理诊断:右肾上腺皮质结节状增生(图 2-26)。免疫组化结果 LH 受体、GIP 受体均无表达(图 2-27)。

术后未用激素替代治疗。术后 4 个月复查血钾 3.6 mmol/L,血尿皮质醇均较术前降低,皮质醇节律仍消失,血 ACTH 仍被抑制,肾上腺 CT 平扫示右肾上腺术后改变,左肾上腺多发结节较前无改变(图 2-28)。术后 5 年复查血钾 4.18 mmol/L,血、尿皮质醇均正常,皮质醇节律正常,抑制的 ACTH 功能较前恢复(表 2-19),肾上腺 CT 较术后 4 个月复查时无改变。

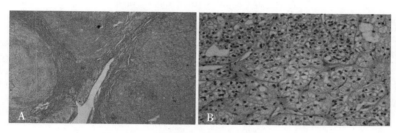

图 2-26 右侧肾上腺组织病理学表现

A. H-E 染色×40;B. H-E 染色×100

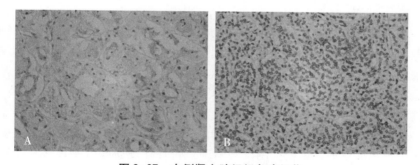

图 2-27 右侧肾上腺组织免疫组化

A. GIP 免疫组化;B. LH 免疫组化

表 2-19 患者手术前后肾上腺皮质功能变化

时间	ACTH(pg/mL)			COR(μg/dL)			24 h-UFC(nmol/d)
	8am (7.0～61.1)	4pm	0am	8am (7～27)	4pm	0am	(73～372)
术前	3.3	2.9	3.3	20.6	21.8	19.1	606
术后 4 个月	<1.00	<1.00	<1.00	7.5	5.8	5.0	72
术后 5 年	4.80	3.90	3.60	11.10	7.60	7.50	180

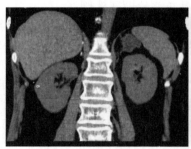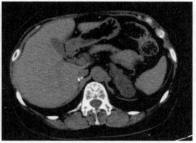

图2-28　术后4个月患者双侧肾上腺CT图像

A.肾上腺CT冠状位;B.肾上腺CT横断位

四、最终诊断

1.库欣综合征:非ACTH依赖性双侧肾上腺大结节样增生(AIMAH)。

2.继发性糖尿病。

3.继发性高血压。

4.继发性骨质疏松。

五、总结讨论

非ACTH依赖性肾上腺大结节样增生是库欣综合征(CS)中少见的特殊类型,占CS比例<1%。成人发病,为散发病例,临床上多有较为典型的皮质醇增多症表现,如满月脸、水牛背、向心性肥胖、多血质面容等,本例患者以高血压为首发表现,应用降压药效果欠佳,病程中逐渐出现面圆、水牛背、进行性肥胖等皮质醇增多的典型表现。

库欣综合征的诊断首先为定性诊断,即根据患者临床表现,血、尿皮质醇水平及小剂量地塞米松抑制试验明确是否存在皮质醇分泌过多。该病例血皮质醇昼夜节律消失,尿皮质醇增高,但ACTH被抑制,小剂量地塞米松试验未被抑制,考虑为皮质醇分泌过多。其次为定位诊断,即根据大剂量地塞米松抑制试验、影像学检查明确病变部位是垂体、肾上腺或异位内分泌肿瘤。该病例大剂量地塞米松试验未被抑制,考虑为非ACTH依赖性CS。

非ACTH依赖性CS主要包括肾上腺皮质腺瘤、肾上腺皮质癌、原发性色素结节性肾上腺皮质增生不良(PPNAD)和AIMAH等肾上腺源性的CS[1,2],需要对上述可能疾病加以鉴别。虽同属非ACTH依赖性CS,但分泌皮质醇的肾上腺皮质腺瘤多为单侧病变,极少双侧病变,腺瘤常有明确的包膜,皮质醇增多的表现明显;而肾上腺皮质癌患者起病急,进展快,在腹部可触及癌肿或下移的左肾下极,还可出现腰背痛、腹痛和侧腹痛等症状,行肾上腺 CT 或 MRI 检查可确定病变的范围、特性和程度；双侧肾上腺结节性增生时需将 AIMAH 与 PPNAD 鉴别。PPNAD 发病年龄早、症状轻、进展缓慢，具有家族聚集性，特点是肾上腺体积小，结节很小一般直径<5 mm，结节间皮质细胞萎缩，结节内可见色素，细胞胞质内见脂褐质。若没有 PPNAD 临床及病理学特点，则考虑可能为 AIMAH，特点包括：①非 ACTH 依赖性库欣综合征。②影像学表现为典型的双侧肾上腺大结节增生，少数为双侧肾上腺弥漫性增生，任一侧肾上腺都可表现为单个或多个与软组织等密度的结节，正常肾上腺组织被扭曲，结节之间的肾上腺肢体亦可明显增粗，粗大的肾上腺保持原有的轮廓，呈特征性"生姜样"改变，增强扫描可见结节周边呈明显强化。③病理学表现为肾上腺存在单个或多个结节，显微镜下增生的结节由大透明细胞和小致密细胞组成，胞核呈圆形或卵圆形，胞核可见分叶，轮廓不清，结节间皮质可萎缩。可见，对非 ACTH 依赖性 CS，肾上腺 CT 检查至关重要[3]。而临床表现同样为库欣综合征的库欣病、异位 ACTH 综合征是由于长期 ACTH 过量分泌导致双侧肾上腺弥漫性增生，少数患者可出现多个大结节，但这种肾上腺增生和结节形成是 ACTH 依赖性的，故 ACTH 水平常升高。

大量的体内外研究发现，AIMAH 异常分泌皮质醇的机制与肾上腺皮质异常表达的膜结合激素受体密切相关，包括 GIP 受体、AVP 受体、β-肾上腺素受体、血管紧张素-Ⅱ受体、LH/hCG 受体、FSH 受体、5-HT4 受体、胰高糖素受体等，这些受体均为 G 蛋白偶联受体，被激活后增加 cAMP 的信号传导，促进肾上腺组织的增殖分化及皮质醇的合成分泌[4,5]。肾上腺异常激素受体表达的临床筛查方案包括一系列激发试验（体位试验、标准餐试验、GnRH 试验、胃复安试验、dDAVP 试验、胰高糖素试验等），试验过程中皮质醇升高的峰值达基础值的 125% ～149% 为部分阳性反应、峰值达基础值的 150% 以上为强阳性反应，阳性结果提示有相应的异常激素受体表达，皮质醇分泌受异常表达的受体调控[6,7]。对于 AIMAH 患者中各种异常激素受体的具体表达情况相关研究并未得出统一的结论。大部分研究发现 AIMAH 患者多对体位试验、AVP 试验、胃复安试验和胰高糖素试验呈阳性反应[8,9]，证实这种受体的表达有助于鉴别引起双侧肾上腺增生的不同病因，也为抑制病变进展或控制激素异常分泌提供有效的药物治疗策略[10]。有学者对体位试验阳性患者采用 β 受体阻滞剂治疗可有效抑制皮质醇的合成[11]。而本患者对标准餐试验呈阴性反应，去氨加压素试验中为部分阳性反应，提示肾上腺皮质细胞可能异常表达血管加压素受体。免疫组化提示其 GIP 受体、LH 受体表达均阴性，提示其可能无已检测相关受体的表达，但由于条件所限，受体激发试验未能全部完成，也可能异常表达其他激素受体。

既往认为,治疗 AIMAH 的标准方法是双侧肾上腺切除术,但会造成皮质醇的终身缺乏,术后需要糖皮质激素替代治疗,且手术风险较大,容易出现肾上腺危象。有学者认为,对于皮质醇水平轻中度升高的患者,单侧肾上腺切除(即切除病变较大的一侧)能明显缓解症状,当皮质醇水平进一步升高,再考虑切除对侧肾上腺[12]。本例患者通过单侧肾上腺切除,术后未应用糖皮质激素替代治疗,库欣综合征症状、实验室指标均得到缓解,术后 5 年未复发,说明 AIMAH 行单侧肾上腺切除术安全有效,但只切除单侧肾上腺可能存在亚临床皮质醇增多症,很可能因为病情进展需要再次手术;单侧肾上腺切除术后也可能出现肾上腺皮质功能减退。因此,对于行单侧肾上腺切除术的 AIMAH 患者术后必须严密随访[13]。对于临床症状轻微的亚临床 CS 患者,应结合临床表现,决定是否需要手术治疗或药物对症治疗,同时建议患者定期随访,复查肾上腺 CT,评估肾上腺皮质功能。

参考文献

[1] LACROIX A, FEELDEIS R A, STRALAKIS C A, et al. Cushing's syndrome[J]. Lancet,2015,386:913-927.

[2] SHARMA S T, NIEMAN L K, FEELDERS R A. Cushing's syndrome: epidemiology and developments in disease management[J]. Clin Epidemiol, 2015,7:281-293.

[3] 李乐乐,窦京涛,杨国庆,等. 库欣综合征病因谱特征分析[J]. 中华医学杂志. 2016(31):2454-2457.

[4] DEVENANZI A, ALENCAR G A, BOURDEAU I, el al. Primary bilateral macronodular adrenal hyperplasia[J]. Curr Opin Endocrinol Diabetes Obes, 2014,21(3):177-184.

[5] ELGHORAYEB N, BOURDEAU I, LAEROIX A. Multiple aberrant hormone receptors in Cushing's syndrome[J]. Eur J Endocrinol,2015,173(4): M45-60.

[6] LACROIX A, MIRCESCU H, HAMET P. Clinical evaluation of the presence of abnormal hormone receptors in adrenal Cushing's syndrome[J]. The Endocrinologist 1999,9:9-15.

[7] REZNIK Y, LEFEBVRE H, ROHMER V, et al. Aberrant adrenal sensitivity to multipleligands in unilateral incidentaloma with subclinical autonomous cortisol hypersecretion: a prospective clinical study[J]. Clinical Endocrinology,2004,61(3):311-319.

[8] LIBÉ R, COSTE J, GUIGNAT L, et al. Aberrant cortisol regulations in

bilateral macronodular adrenal hyperplasia: a frequent finding in a prospective study of 32 patients with overt or subclinical Cushing's syndrome[J]. Eur J Endocrinol 2010,163(1):129-138.

[9]HSIAO H P,KIRSCHNER L S,BOURDEAU I,et al. Clinical and genetic heterogeneity,overlap with other tumor syndromes,and atypical glucocorticoid hormone secretion in adrenocorticotropin-independent macronodular adrenal hyperplasia compared with other adrenocortical tumors[J]. J Clin Endocrinol Metab 2009,94(8):2930-2937.

[10]ANDRELACROIX,ISABELLE BOURDEAU,ANTOINE LAMPRON,et al. Aberrant G-protein coupled receptor expression in relation to adrenocortical overfunction[J]. Clinical Endocrinology,2010,73(1):1-15.

[11]段炼,卢琳,陆召麟,等.促肾上腺皮质激素非依赖性双侧肾上腺大结节样增生的临床特点分析[J].中华医学杂志,2014,(12):924-927.

[12]XUY,RUI W,QI Y,et al. The role of unilateral adrenalectomy in corticotrophin-independent bilateral adrenocortical hyperplasias[J]. World J Surg, 2013,37(7):1626-1632.

[13]王晓晶,何威,何竑超,等.促肾上腺皮质激素非依赖性肾上腺大结节增生的治疗效果分析[J].中华泌尿外科杂志,2017,(4):252-255.

（撰写者:张鹏宇;指导老师:秦贵军）

多毛、月经紊乱、肾上腺肿块

一、病史与查体

患者,女,23岁,以"多毛5年,月经淋漓不断40 d"为主诉于2017年7月入院。患者于5年前出现上唇、颏、胸前、下腹部、外阴及四肢体毛增多、增粗,呈现男性毛发分布特征,未诊治。2年前出现月经不断1个月,伴皮肤瘙痒,在当地医院检查提示血睾酮升高(值不详),给予"炔雌醇环丙孕酮片"每日1片,连服21 d,月经规律后停服。40 d前再次出现月经淋漓不断,量少,色鲜红,伴烦躁、怕热,多饮(一日约3 000 mL),多尿(尿量和饮水量相当),无腹痛、恶心,18天前至当地医院查睾酮2.06 ng/mL(0.11~0.57),未做特殊处理,8 d前在我院门诊检查示性激素结合球蛋白低5.81 nmol/L(18~114),硫酸脱氢表雄酮高>1 000.0 μg/dL(35~430),雄烯二酮高>10.0 ng/mL(0.3~3.3),肾上腺CT示右侧肾上腺区肿块。以"高雄激素查因:肾上腺皮质腺瘤? 先天性肾上腺增生症?"收入院。发病来,神志清,精神可,饮食、睡眠正常,大便正常,小便同上述,近1年体重增加约10 kg。

既往史、个人史无特殊;未婚、未育;月经史:12岁月经初潮,月经周期27~30 d,经量较多,颜色正常,近2年月经情况如上述,余无特殊,无药物或营养品服用史。

查体:T 36.0 ℃,P 80 次/min,R 20 次/min,BP 134/76 mmHg,H 164 cm,Wt 92 kg,BMI 34.20 kg/m²,腹围112 cm,营养过剩,腹型肥胖,神志清楚,自主体位,正常面容。心肺腹查体(-)。颈部、腋下、腹股沟处皮肤色素沉着加深,全身皮肤粗糙,以前壁及下肢为主,腹部可见明显紫纹,腋下、胸前、下腹部、外阴、四肢毛发生长过盛,F-G评分11分(≤8分)。

二、实验室及影像学检查

入院前检查:①内分泌激素测定,T 2.06 ng/mL(0.11~0.57),SHBG 5.81 nmol/L(18~114),DHEAS>1 000.0 μg/dL(35~430),ASD>10.0 ng/mL(0.3~3.3),17α-OHP 3.02 ng/mL(0.40~4.28)。②OGTT及胰岛素释放试验结果如表2-20。

表 2-20　OGTT 及胰岛素释放试验

时间（min）	血糖（mmol/L）	胰岛素（μU/mL）
0	5.5	15.0
30	12.1	104.0
60	15.3	155.0
120	11.0	249.0
180	7.3	124.0

入院后检查：①盆腔彩超，子宫及双侧卵巢未见异常；②动态血压监测提示，全天血压平均值在正常范围。③垂体 MRI 示，未见明显异常。④双侧肾上腺 CT 平扫加增强（图 2-29），右侧肾上腺区肿块，考虑腺瘤。

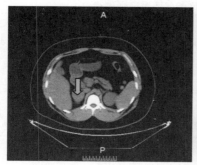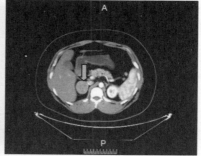

图 2-29　双侧肾上腺 CT 平扫加增强

右侧肾上腺见一大小约 42 mm×39 mm 软组织肿块，可见轻度强化，密度均匀

实验室检查：血常规、尿常规、肝功能、肾功能、电解质、血脂、凝血功能、甲状腺功能、粪常规均无异常。其余结果如表 2-21～表 2-26。

表 2-21　肾素（PRA）-血管紧张素（AⅡ）-醛固酮（ALD）卧立位试验

体位	PRA［ng/（mL·h）］	AⅡ（pg/mL）	ALD（pg/mL）
卧位	1.0（0.15～2.33）	90.37（25～80）	118.69（30～160）
立位	3.46（0.10～6.56）	96.30（50～120）	234.54（70～300）

表 2-22　血内分泌激素测定（1）

项目	FSH （mIU/mL）	LH （mIU/mL）	E$_2$ （pg/mL）	P （ng/mL）	T （ng/mL）	PRL （ng/mL）
测定值	3.25	1.51	75	0.76	2.31	20.73
参考范围	3.03~8.08	2.39~6.60	21~251	<0.1~0.3	0.11~0.57	5.18~26.53

表 2-23　血内分泌激素测定（2）

项目	SHBG （nmol/L）	DHEAS （μg/dL）	ASD （ng/mL）	17α-OHP （ng/mL）	IGF-1 （ng/mL）
测定值	7.27	>1 000	>10.0	2.2	118.50
参考范围	18~114	35~430	0.3~3.3	0.40~4.28	116~358

表 2-24　24 h 尿相关激素及代谢产物测定

项目	UFC （nmol/d）	ALD （μg/d）	NE （μg/d）	E （μg/d）	CA （μg/d）	VMA （μm/d）	17-OHCS （mg/d）	17-KS （mg/d）
测定值	379	4.5	30.0	14.0	250.0	72.0	5.5	7.2
参考范围	73~372	1~8	0~50	0~20	0~500	17~85	2~10	3~25

表 2-25　ACTH-COR 节律

时间	08:00	16:00	00:00
ACTH（pg/mL）	22.3(7.0~61.1)	17.60	<5.00
COR（μg/dL）	15.6(7.0~27.0)	10.8	1.93

表 2-26　小剂量、大剂量地塞米松抑制试验

项目	ACTH （pg/mL）	COR （μg/dL）	24 hUFC （nmol/d）	T （ng/mL）	DHEAS （μg/dL）	ASD （ng/mL）
试验前	21.9	14.2	379	2.31	1 615	10.7
LDDST	<5.0↓	<1.0↓	54	2.11	1 290	11.2
HDDST	<5.0↓	1.11	49	4.11	1 692	20.28

三、诊治经过

　　患者为青年女性,起病隐匿,入院时临床表现主要为多毛、月经稀乱,体型肥胖,腋部、胸前、下腹部、四肢毛发生长过剩,阴毛浓密;辅助检查示血睾酮、硫酸脱氢表雄酮、雄烯二酮均升高,提示高雄激素血症;OGTT 及胰岛素

释放示糖耐量异常,胰岛素抵抗。初步诊断为:①高雄激素血症查因:肾上腺腺瘤?先天性肾上腺皮质增生症?多囊卵巢综合征?②糖耐量异常。

女性血中雄激素水平过高,活性增强,称高雄激素血症,是临床常见的内分泌紊乱疾病,临床上可出现一系列生殖系统发育以及功能异常的症候群。病因涉及下丘脑-垂体-肾上腺轴,以及下丘脑-垂体-卵巢轴,以及卵巢自分泌、旁分泌等诸多方面。

首先是肾上腺因素,包括先天性肾上腺皮质增生症、皮质醇增多症、分泌雄激素的肾上腺肿瘤等。该患者入院后查 17α-羟孕酮及 ACTH 皮质醇在正常范围,肾上腺体积一侧增大且在行地塞米松抑制试验后 17α-羟孕酮及睾酮、硫酸脱氢表雄酮、雄烯二酮均未被抑制,可排除先天性肾上腺皮质增生症诊断。对于皮质醇增多症,该患者虽有皮肤紫纹及体重增加,但行 ACTH-COR 节律及检测值尚可,24 h 尿游离皮质醇为 379 nmol/d,轻度升高,行小剂量地塞米松抑制试验后血 COR 及 24 h 尿 UFC 均被抑制。结合患者 24 h 尿 17 羟类固醇与 17 酮类固醇也基本正常,垂体影像学检查及其他影像学检查,不支持皮质醇增多症。分泌雄激素的肾上腺皮质肿瘤是指能够产生过量的雄激素使患者出现不同程度男性化表现的肾上腺皮质肿瘤。诊断根据其男性化临床表现,尿 17-KS、血 DHEAS 明显增加且不被地塞米松抑制试验抑制来确立。双侧肾上腺 CT 及 MRI 有助于发现肿瘤。该患者均支持该诊断。考虑高雄激素血症为分泌雄激素的肾上腺皮质肿瘤诊断可能性大。

其次是卵巢因素,包括多囊卵巢综合征、卵泡膜细胞增生症、分泌雄激素的卵巢肿瘤。该患者符合月经失调、高雄激素血症、高胰岛素血症等 PCOS 的临床特征,但彩超示双侧卵巢无多囊改变,且血 LH 在正常范围,LH/FSH 不高,雄激素远远高于 PCOS 水平,因而不考虑该诊断。卵泡膜细胞增生症较少见,临床表现类似 PCOS,但卵巢无多囊样改变,往往血睾酮高,而硫酸脱氢表雄酮低,LH 与 FSH 低而雄激素和雌酮高,B 超及盆腔 MRI 或有发现肿瘤,该患者硫酸脱氢表雄酮、雄烯二酮明显升高,与该病不符。常见的分泌雄激素的卵巢肿瘤有睾丸母细胞瘤、卵巢门细胞瘤、颗粒细胞瘤等,实验室检查是卵巢雄激素较高,常单侧卵巢肿大,CT 或 MRI 等有相应表现,病史较短,病情呈进行性加重。该患者病程较长,且肾上腺性雄激素脱氢表雄酮明显升高,彩超未提示卵巢体积异常或有占位发现,不考虑该诊断。

其他引起高雄激素血症的病因有特发性多毛症、使用雄激素或具有雄激素作用的药物、泌乳素瘤等,均与该患者不符。

依据上述分析,考虑分泌雄激素的肾上腺皮质肿瘤的可能性大,随后行全身 PET-CT 及奥曲肽显像检查,结果示右侧肾上腺外侧支见类圆形软组织肿块影放射性分布浓聚 SUV_{max} 约7.5,大小约4.1 cm×4.4 cm×3.1 cm,其内密度均匀,CT值约40 Hu,密度与脾近似。提示右侧肾上腺外侧支类圆形软组织肿块代谢活跃,边界清晰,考虑腺瘤可能(图2-30)。

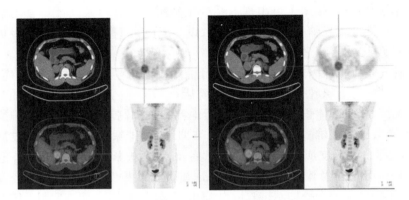

图2-30　右侧肾上腺显像核查

外侧支见类圆形软组织肿块影放射性分布浓聚 SUVmax 约7.5,大小约4.1 cm×4.4 cm×3.1 cm,其内密度均匀,CT值约40 Hu,密度与脾脏近似。提示右侧肾上腺外侧支类圆形软组织肿块代谢活跃,边界清晰,考虑腺瘤可能

经泌尿外科会诊后转入泌尿外科行腹腔镜下右侧肾上腺切除术。术后病理(图2-31)回示:病理结果肉眼所见灰黄组织一块,切开切面可见一直径5.5 cm灰褐色结节,结节切面灰黄质软。病理诊断:(右侧肾上腺)肾上腺皮质腺瘤,肿瘤细胞形态均一、胞浆红染,形态符合网状带细胞分化。免疫组化:CK(-),Melan-A(+),Syn(+),CgA(-),S-100(-),Inhibi-a(-),Ki-67(约3%+),Vimentin(+),CD10(-),CD117(弱+)。

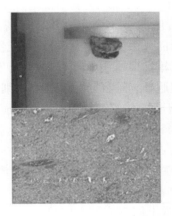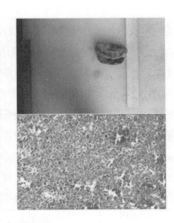

图2-31　术后病理

病理结果提示肿瘤细胞形态符合网状带细胞分化,支持肾上腺占位系网状带,非束状带,进一步排除皮质醇增多症诊断。术后氢化可的松 100 mg 静脉滴注 24 h 1 次 1 d,50 mg 静脉滴注 24 h 1 次 2 d。

术后 3 d 复查血睾酮 0.57 ng/mL,性激素结合球蛋白 40.10 nmol/L,DHEA-S 320.00 μg/dL,ASD 1.87 ng/mL,17α-OHP 0.19 ng/mL,较术前明显好转。

术后半年复查,多毛、男性化表现缓解,月经规律,体重下降 20 kg,由 92 kg 降至 72 kg,血睾酮 0.37 ng/mL,DHEA-S 110.00 μg/dL,ASD 1.2 ng/mL,17α-OHP 1.6 ng/mL,性激素结合球蛋白 16.10 nmol/L,HbA1c 5.2%,OGTT 及胰岛素释放试验示正常糖耐量,无胰岛素抵抗。

四、最终诊断

1. 分泌雄激素的肾上腺皮质腺瘤(右侧肾上腺皮质网状带腺瘤)。
2. 糖耐量异常。

五、总结讨论

分泌雄激素的肾上腺皮质肿瘤,亦称男性化肾上腺皮质肿瘤,是指能够产生过量的雄激素使患者出现不同程度男性化表现的肾上腺皮质肿瘤,恶性多于良性[1]。该肿瘤主要发生于女性,青春期女性多表现为性发育异常,成年女性多表现为不同程度的男性化,男性则多发生于童年时期,并以性早熟及骨龄提前为特征,该病十分罕见,占所有高雄激素血症的 0.2%[2,3],多为个案报道。

在女性中高雄激素血症主要来源于卵巢或肾上腺,包括血 DHEA-S、DHEA、雄烯二酮、睾酮、双氢睾酮。DHEA-S 几乎全部来源于肾上腺;而 DHEA50% 来源于肾上腺,30% 由 DHEA-S 转化,20% 来源于卵巢。双侧肾上腺产生相同量的雄烯二酮,睾酮来源包括肾上腺(25%)、卵巢(25%)及雄烯二酮在外周的转化(50%)。该患者 DHEAS 明显升高,提示高雄激素血症为肾上腺来源[4]。

依性别及年龄不同,患者的临床表现各异。青春发育后或成年女性表现为多毛、痤疮、月经紊乱或闭经、肌肉发达、声音低沉、乳房和子宫萎缩等男性化表现;青春期前女孩和男孩可表现为性早熟,如阴毛生长、痤疮、皮肤毳毛增加、生长加速、骨骺提前融合,此外,女孩还会出现阴蒂肥大,男孩出现阴茎增粗、增大,但睾丸体积小且未成熟[3]。其中多毛、男性化表现占所有患者的 90%~100%,月经紊乱或闭经占 40%~60%[5]。

分泌雄激素的肾上腺皮质肿瘤患者血清睾酮水平、血 DHEAS 及尿 17-

酮类固醇明显增加,且不能被地塞米松试验抑制,呈自主性分泌而不依赖于ACTH。患者的血清电解质一般正常,醛固酮和皮质醇分泌往往正常。男性化肾上腺皮质肿瘤约有1/4的患者同时伴有库欣综合征,且其中大部分病例经病理证实为肾上腺皮质腺癌[6]。有学者对文献报告的74例分泌雄激素的肾上腺皮质腺瘤患者中,71.6%为单纯分泌雄激素的肿瘤,28.4%的患者为合并库欣综合征,后者2/3为男性[7]。

男性化肾上腺肿瘤的诊断根据其男性化临床表现,尿17-KS、血DHEAS明显增加且不被地塞米松抑制试验抑制来确定。双侧肾上腺CT及MRI有助于发现肿瘤。肿瘤也可在异位肾上腺组织内产生,需仔细探查。PET-CT全身扫描有助于发现异位肿瘤。关于鉴别,主要需要与先天性肾上腺增生症、分泌雄激素的生殖器肿瘤相鉴别。CAH患者DHEA及尿17-KS可被地塞米松抑制,肾上腺CT示双侧肾上腺体积增大;卵巢和睾丸间质细胞瘤可通过生殖器相关检查予以鉴别。

肾上腺皮质肿瘤引起的女性男性化,若早发现早治疗,预后好,少数患者术后可生育。完整切除肿瘤是治疗该病最重要的一步[8],若未及时发现并摘除,不但引起性分化异常,还可能发生肿瘤恶变,预后差。

综上所述,分泌雄激素的肾上腺皮质肿瘤能够分泌产生过量的雄激素使患者出现不同程度的男性化表现,发病率低,女性多于男性,恶性多于良性。根据典型的男性化表现,尿17-KS、血DHEAS明显增加且不被地塞米松试验抑制来确立诊断,肾上腺CT对定位诊断有重要意义。同时需与其他高雄激素表现的疾病如CAH、生殖器肿瘤、多囊卵巢综合征等相鉴别。治疗主要采取手术切除,术后注意监测相关激素水平,注意密切随访。

参考文献

[1]TETSI NOMIQNI M,OUZOUNIAN S,BENOIT A,et al. Steroidogenicenzymeprofile in an androgen – secretingadrenocortical oncocytoma associated with hirsustism. Endocr Connect,2015,4（2）:117-127.

[2]D'ALVA CB,ABIVEN-LEPAGE G,VIALLON V,et al. Sex steroids in androgen – secreting adrenocortical tumors:clinical and hormonal features in comparison with non-tumoral causes of androgen excess[J]. Eur J Endocrinol,2008,159(5):641-647.

[3]张晓琳,杨国庆,谷伟军,等.分泌雄激素的肾上腺皮质腺瘤致女性性发育异常一例[J].中华内分泌代谢杂志,2014,30:673-677.

[4]RODRíGUEZ-GUTIÉRREZ R,BAUTISTA-MEDINA M A,TENIENTE-SANCHEZ A E,et al. Pure androgen-Secreting adrenal adenoma associated with

resistant hypereension[J]. Case Rep Endocrinol,2013:356086.

[5]CORDERA F,GRANT C,VAN HEERDEN J,THOMPSON G,YOUNG W. Androgen-secreting adrenal tumors[J]. Surgery,2003,134:874-880.

[6]张晓琳.分泌雄激素的肾上腺皮质腺瘤发病机制的初步研究[D].天津:南天大学,2012.

[7]寻英,秦映芬,周嘉,等.分泌雄激素肾上腺皮质肿瘤三例并文献复习[J].中华内分泌及代谢杂志.2015,31:75-77.

[8]URUC F,URKMEZ A,YUKSEL O H,et al. Androgen secreting giant adrenocortical carcinoma with no metastases:A case report and review of the literature[J]. Can Urol Assoc J,2015,(9/10):E644-E647.

（撰写者:赵琳琳;指导老师:杜培洁)

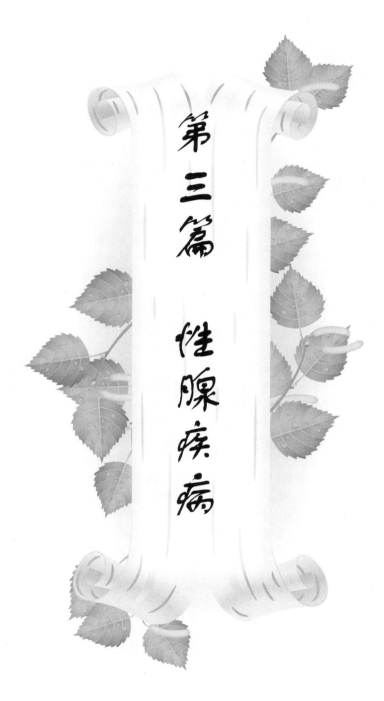

第三篇　性腺疾病

性腺发育不良伴皮肤色素沉着

一、病史与查体

患者,男,18 岁,以"性腺发育不良 5 年,伴乏力和皮肤色素沉着 2 年"为主诉入院。5 年前家属发现患者阴茎和睾丸较同龄人小,未变声,无胡须、喉结、阴毛和腋毛,未诊治,上述症状无改善。2 年前出现乏力、皮肤色素沉着,以口唇、手背部皮肤为著,当地医院疑诊"慢性肾上腺皮质功能减退症"(未行相关检查),予"强的松 早 5 mg 晚 5 mg"口服,症状缓解,服药 1 个月后自行停用。1 年前至我院就诊,粗测睾丸体积约 3 mL(睾丸计)测量;查染色体核型:46,XY;垂体 MRI 未见异常;性激素水平示血睾酮低,FSH 和 LH 正常低值(表 3–1),ACTH–COR 节律示血皮质醇低,ACTH 高(表 3–2)示:

表 3–1　性激素水平

项目	FSH (IU/L)	LH (IU/L)	E₂ (pg/mL)	T (ng/mL)	P (ng/mL)	PRL (ng/mL)
测定值	2.68	1.09	12.78	0.02	0.08	5.99
参考范围	2 ~ 12	1 ~ 8	20 ~ 77	2.3 ~ 10	1.6 ~ 18	3.5 ~ 19.4

表 3–2　ACTH–COR 节律

项目	ACTH(pg/mL)		COR(μg/dL)	
	08:00	16:00	08:00	16:00
测定值	412	219	1.52	1.03
参考范围	12 ~ 46	6 ~ 23	5 ~ 25	2.5 ~ 12.5

诊断为"原发性肾上腺皮质功能减退症",给予"强的松 早 5 mg 晚 5 mg"口服,乏力减轻,肤色变浅。半月前复查性激素示 FSH 4.5 IU/L、LH 1.2 IU/L、T 0.5 ng/mL、E₂ 13 pg/mL,今以"性发育延迟,原发性肾上腺皮质功能减退症原因待查"收入院。

家族史:父母体健,非近亲结婚。1 哥、1 姐和 1 妹均体健。姐姐和哥哥均已结婚生子。妹妹未婚,月经正常。家族中无类似情况。

体格检查:T 36.4 ℃,P 78 次/min,R 18 次/min,BP 125/75 mmHg,H 172 cm,Wt 52 kg。全身皮肤可见明显色素沉着。以指间关节及皮肤暴露部位为重。口腔黏膜、齿龈和舌苔亦见明显颗粒状色素沉着。唇上无须,嗅觉粗测正常,腋毛、阴毛缺如,喉结未现。外生殖器发育 Tanner 1 期,阴茎呈幼稚型,牵拉长约 2 cm,Prader 睾丸计测量双侧睾丸约 3 mL,质软。

二、实验室及影像学检查

实验室检查:肝功能、肾功能、血脂、血糖均正常;血电解质正常(钾 4.95 mmol/L,钠 139.1 mmol/L,氯 101.7 mmol/L,钙 2.29 mmol/L);甲状腺功能和肌酶谱正常;GnRH 类似物(曲普瑞林)激发试验示见表 3-3。

表 3-3　GnRH 类似物激发试验

激素	−15(min)	0(min)	30(min)	90(min)	120(min)
LH(IU/L)	0.55	0.77	1.67		2.26
FSH(IU/L)	2.72	2.56	3.23		3.45

影像学检查:肾上腺 CT 示双侧肾上腺大小、形态无异常;垂体 MRI 示大小、形态均无异常;双手 X 射线片示符合 15 岁骨龄,骨骺未闭合。

三、诊治经过

1. 诊断思路

(1)第一诊断　原发性肾上腺皮质功能减退症(艾迪生病)。患者存在皮肤色素沉着、褶皱部位明显及乏力等典型临床表现,实验室检查示空腹血皮质醇水平小于 5 μg/dL 和 ACTH 水平超过正常上限 2 倍,故艾迪生病诊断明确。艾迪生病病因复杂,根据发病机制的不同将其分为三类:一是皮质激素合成代谢障碍,如先天性肾上腺皮质增生症、肾上腺脑白质营养不良,但该类患者肾上腺体积增大;二是慢性肾上腺破坏,如自身免疫、感染、浸润破坏和变性等,最常见的是结核和自身免疫性病变;三是肾上腺发育不良如 DAX-1 基因突变等。患者发病年龄较早,肾上腺 CT 和头颅 MRI 未见明显异常,均不支持先天性肾上腺皮质增生症、肾上腺脑白质营养不良、感染、浸润破坏和变性等病因。

(2)第二诊断　低促性腺激素性性腺功能减退症(以下简称低促)。随着年龄的增长,患者并未出现青春期发育,性激素水平示睾酮、FSH 和 LH 均低于成年男性水平,GnRA 类似物激发试验示 LH 高峰小于 8.2 IU/L,低促诊断明确。垂体 MRI 未见异常,支持特发性低促的诊断;结合嗅觉无异常,诊断为:嗅觉正常的特发性低促。嗅觉正常的特发性低促病因与基因突变相关,约 1/3 患者可找到突变基因,现已明确的相关基因包括:*FGFR*1、*FGF*8、*TAC*3、*TACR*3、*DAX*-1、*SOX*2 等。

本患者存在两个腺体的疾病,我们借鉴了"一元论"的临床思维。医学中的"一元论"是指在临床工作中,尽量用一个主要诊断来概括疾病的多种现象。回溯艾迪生病和低促的病因中,*DAX*-1 基因突变为二者的交叉点,其可引起原发性肾上腺皮质功能减退症和低促性腺激素性性腺功能减退症。因此,我们对患者及其家属进行了相关基因测定分析。

2. 基因结果 患者 *DAX*-1 基因第一外显子处 993delC 突变,使编码第 331 位氨基酸及后续密码子发生移码突变(从第 331 位密码子由 AAC→AAG,所编码的氨基酸由天冬酰胺→赖氨酸突变开始),导致终止密码子过早出现 430x(TGA)→37lx(密码子:371 CTG→TGA 突变),从而使编码的蛋白被过早截断,*DAX*-l 基因的 C 末端缺失 59 个氨基酸残基。其母亲、大姐及二姐均为杂合突变,父亲及哥哥为正常野生型。

3. 治疗及效果 强的松 8:00 10 mg 16:00 5 mg;人绒毛膜促性腺激素(HCG)1 000 IU/次,每周 2 次。3 个月后复诊,皮肤色素减退,睾丸 6 mL,有少许阴毛生长(Tanner 分期 P2)。血皮质醇在正常范围(8:00 为 14 μg/dL,16:00 为 8 μg/dL),ACTH 仍高(8:00 为 336 pg/mL,16:00 为 207 pg/mL),后调整方案为强的松 8:00 10 mg、地塞米松 22:00 0.375 mg,复查 ACTH 降至正常。

四、最终诊断

DAX-1 基因突变致先天性肾上腺发育不良伴低促性腺激素性性腺功能不全。

五、总结讨论

DAX-1 基因位于 X 染色体 Xp21.3 ~ p21.2,由 2 个外显子及将其隔开的 1 个内含子构成,编码 470 个氨基酸的蛋白质,即 DAX-1 蛋白,包括氨基端及羧基端[1]。*DAX*-1 基因广泛表达于肾上腺皮质、下丘脑、垂体、睾丸及卵巢,在肾上腺皮质轴和下丘脑-垂体-性腺轴的发生、分化过程中发挥重要作用。

DAX-1 基因突变可引起先天性肾上腺发育不良,导致类固醇激素合成缺陷,多表现为婴儿时期危及生命的失盐症状,随着年龄的增长,GnRH 细胞发育障碍常引起低促性腺激素性性腺功能不全和成年不育,其遗传方式为 X

连锁隐性遗传或常染色体隐性遗传[2]。几乎所有的 *DAX*–1 基因突变均发生在羧基端的配基结合域（LBD）中，LBD 为高度保守序列且为 DAX–l 蛋白发挥其正常功能的关键区域，其又可以分为结构域和配体结合域[1]。本例患者第一外显子处 993delC 移码突变，该位点位于 LBD 中，碱基 C 的缺失造成的移码至少影响到 LBD 的一个结构域和两个配体结合域。

DAX–1 基因突变所致低促患者行 GnRH 类似物激发试验，表现为 LH 和 FSH 水平无明显变化或有升高，提示患者存在下丘脑和（或）垂体层面的功能缺陷，损伤程度则存在个体差异；行 HCG 兴奋试验后多数患者表现为睾酮水平明显增高，而促性腺激素治疗后多数无精子生成，呈现睾丸间质细胞功能和生精功能分离的现象[3]；肾上腺 CT 表现为体积较小或正常；病理上表现为缺乏永久皮质区，取而代之的是形似胎儿肾上腺细胞的空泡样巨大细胞；垂体 MRI 多无明显异常。

治疗上包括糖皮质激素、促性腺激素的替代治疗及心理干预。

参考文献

[1]MANTOVANI G,OZISIK G,ACHERMANN J C,et al. Hypogonadotropic hypogonadism as a presenting feature of late–onset X–linked adrenal hypoplasia congenita[J]. J Clin Endocrinol Metab,2002,87(1):44–48.

[2]RODRIGUEZ E A,PEREZ–NANCLARES G,FERNANDEZ–TORAL J, et al. Clinical and molecular characterization of five Spanish kindreds with X–linked adrenal hypoplasia congenita:atypical findings and a novel mutation in NR0B1[J]. J Pediatr Endocrinol Metab,2015,28(9/10):1129–1137.

[3]郑俊杰,伍学焱,聂敏,等. DAX–1 基因突变所致先天性肾上腺发育不良患者下丘脑–垂体–睾丸轴功能分析[J]. 中华医学杂志,2016,96(15):1183–1187.

（撰写人：邵明玮；指导老师：栗夏连）

低促性腺激素血症、小睾丸

一、病史与查体

患者,男,15 岁,以"发现睾丸小 15 年"为主诉于 2017 年 2 月入院。患者于 15 年前出生后发现睾丸小,检查发现"右侧隐睾",伴嗅觉丧失,未治疗。12 年前右侧睾丸坠入阴囊,但双侧睾丸一直较同龄人偏小。3 年前出现晨勃、每周 2 ~ 3 次,无遗精。身高、智力与同龄同性别人相当,身高增长速度基本与年龄相符,听力正常。曾查染色体提示 46,XY。今为求进一步诊治来我院,门诊以"性腺发育异常查因"收住我科。发病以来,神志清、精神正常,食欲正常,睡眠正常,大小便正常。

既往无心脏病、脑血管疾病病史。第 1 胎第 1 产,足月顺产,产程顺利,无缺氧。母亲 16 岁月经初潮,父亲 17 岁前身高增长缓慢,1 妹 11 岁、体健,家族中无类似疾病者。

查体:T 36.3 ℃,P 75 次/min,R 19 次/min,BP 114/72 mmHg,H 162 cm,Wt 47.0 kg,BMI 17.91 kg/m²,上部量 81 cm,下部量 81 cm,指间距 163 cm。体型偏瘦,神清语利,正常面容,查体合作。全身皮肤黏膜无黄染,浅表淋巴结未触及。眉毛分布正常,粗测视力正常、嗅觉丧失,喉结可见,已变声,无胡须及腋毛,甲状腺未触及。双侧乳房无异常。心肺腹无异常。双下肢无水肿。阴毛 Tanner 2 期,阴茎牵拉长 4 cm,双侧睾丸体积约 2 mL(Prader 睾丸计测量)、Tanner 2 期。

二、实验室与影像学检查

患者入院后完善相关检查:性激素:FSH 0.63 mIU/mL(0.95 ~ 11.95)、LH 0.10 mIU/mL(1.14 ~ 8.75)、E₂<10.00 pg/mL(<11 ~ 44)、P<0.10 ng/mL(<0.1 ~ 0.2)、T 0.13 ng/mL(1.42 ~ 9.23)、PRL 17.50 ng/mL(3.46 ~ 19.40)。GH 1.50 ng/mL(0.06 ~ 5)。IGF-1 377.00 ng/mL(237 ~ 996)。硫酸脱氢表雄酮 91.70 μg/dL(80 ~ 560)。甲状腺功能、血常规、尿常规、粪常规、电解质、肝功能、肾功能、血脂、传染病筛查、凝血功能未见异常。骨龄片:约符合男孩 14 ~ 15 岁骨龄。睾丸、附睾及精索静脉彩超:双侧睾丸体积小,左侧 15 mm×8 mm×9 mm、体积约 0.8 mL,右侧 14 mm×8 mm×8 mm、体积约

0.7 mL,双侧附睾及精索静脉未见异常。

三、诊治经过

患者 15 岁男性,骨龄 14～15 岁,既往有隐睾病史,现小睾丸(左侧约 0.8 mL、右侧约 0.7 mL),阴茎短小,基础状态 FSH、LH、T 水平均低下。进一步行达必佳试验(表 3-4)示 LH 水平低下,HCG 兴奋试验(表 3-5)评估睾丸间质细胞功能,提示为低促性腺激素性性腺功能减退症(HH)。结合患者伴嗅觉受损,MRI(图 3-1)示双侧嗅球嗅束未发育;染色体核型正常,考虑诊断为:Kallmann 综合征。

表 3-4　达必佳试验

激素	-15 min	0 min	30 min	60 min	120 min
FSH(mIU/mL)	0.81	0.83	2.20	2.53	3.33
LH(mIU/mL)	0.27	0.27	1.39	1.48	1.73

表 3-5　HCG 兴奋试验

项目	0 min	24 h	48 h	72 h
T(ng/mL)	<0.13	0.15	0.22	0.32
SHGB(nmol/L)	78.1(10～57)	97.4	70.4	65.9

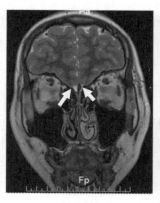
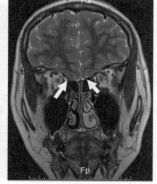

A　　　　　　　　　B

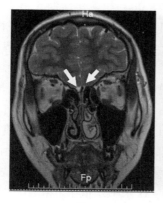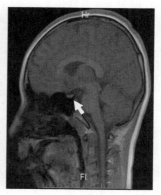

C   D

图 3-1　嗅球、嗅束及垂体 MRI

图 3-1A. 左侧嗅池较小;图 3-1B. 双侧嗅球、双侧嗅束未见明确显示,考虑未发育;图 3-1C. 双侧嗅沟较浅,考虑发育不良;图 3-1D. 垂体前叶较薄,其高度约 3.1 mm

治疗方案:绒毛膜促性腺激素针 2 000 U 肌内注射,每周 3 次。

随访:6 周后复查性激素示:FSH 0.18 mIU/mL、LH 0.05 mIU/mL、T 3.76 ng/mL。6 个月后诉有遗精现象,晨勃较前增多、每周 5~6 次;查体阴毛发育 Tanner 3 期;复查性激素示:FSH 0.15 mIU/mL、LH 0.03 mIU/mL、T 2.73 ng/mL;睾丸、附睾及精索静脉彩超示:双侧睾丸体积较治疗前增大,左侧 17 mm×10 mm×8 mm、体积约 1 mL,右侧 18 mm×10 mm×8 mm、体积约 1 mL。

四、最终诊断

Kallmann 综合征。

五、总结讨论

青春期发育延迟的病因很多,临床上将其分为 3 类:①体质性青春期发育延迟,为非器质性;②低促性腺激素性性腺功能减退症,主要由于下丘脑和(或)垂体疾病引起 LH、FSH 分泌不足;③高促性腺激素性性腺功能减退症,主要由于性腺(睾丸/卵巢)本身疾患所致。其中因先天性下丘脑促性腺激素释放激素(GnRH)神经元功能受损,GnRH 合成、分泌或作用障碍,导致垂体分泌促性腺激素减少,进而引起性腺功能不足,并伴有嗅觉受损者,称为 Kallmann 综合征[1]。

Kallmann 综合征由 Kallmann 等于 1944 年首次报道[2],是临床上较为常见的 HH,以性腺发育障碍、性功能不全及嗅觉受损为特征,并可导致不育与不孕。国外数据显示,男性发病率为 1/8 000,约为女性的 5 倍[3]。Kallmann 综合征为遗传性疾病,可呈 X 连锁隐性遗传、常染色体显性和隐性遗传。其发病机制可能为胚胎期 GnRH 神经元由嗅板至下丘脑迁移过程障碍,致使下丘脑 GnRH 分泌缺陷和嗅神经萎缩[4]。目前已确定的相关致病基因有:KAL1、FGFR1、FGF8、PROK2、PROKR2 和 CHD7[5] 等,这些基因与 GnRH 神经元迁移、嗅球的发育相关。

Kallmann 综合征的诊断依据是:①男性睾丸、阴茎发育不良,类宦官体型(身材细长、个子高、指距>身高、下部量>上部量),第二性征发育差或不发育;②女性乳腺不发育、幼稚外阴、原发性闭经和不孕;③嗅觉缺失或减退,嗅球发育不良;④青春晚期 T、E_2、FSH、LH 水平均低下,GnRH 兴奋试验表现为反应延迟;⑤骨龄落后;⑥染色体核型正常;⑦相关基因突变。Kallmann 综合征呈临床异质性,下丘脑-垂体-性腺轴受损程度存在个体差异,第二性征发育不全、性功能障碍、嗅觉障碍的严重程度不尽相同,临床表现多样。应注意与体质性青春发育延迟、多种垂体前叶激素分泌障碍、其他伴有低促性腺激素性性腺功能减退症的遗传综合征、高促性腺激素性性腺功能减退症等疾病鉴别。进一步的基因检查有助于明确致病基因或发现新的致病基因。

Kallmann 综合征的治疗目的首先是促进第二性征发育,其次是恢复渴望生育患者的性腺功能和生育能力。目前治疗方法主要有 3 种,包括性激素替代治疗、促性腺激素治疗和脉冲式 GnRH 治疗。3 种方案可根据患者下丘脑-垂体-性腺轴的功能状态以及患者的年龄、生活状态和需求进行选择,并可互相切换。雄激素(男)或周期性雌孕激素联合(女)替代治疗可以促进性征发育。促性腺激素或 GnRH 类药物可促进男性睾丸增长、产生精子以及女性卵泡发育。脉冲式 GnRH 治疗是最接近生理效应的治疗方案。

本病例若完善延长 GnRH 兴奋试验、基因检测,诊断资料将更为完整。患者因经济及社会心理因素选择 HCG 针治疗,短期随访睾酮升高、睾丸体积增大,长期疗效仍需进一步随访追踪。

参考文献

[1]中华医学会内分泌学分会性腺学组.特发性低促性腺激素性性腺功能减退症诊治专家共识[J].中华内科杂志,2015,54(8):739-744.

[2]KALLMANN F J,SCHOENFELD W A,BARRERA S E. The genetic aspects of primary eunuchoidism[J]. Am J Ment Defic,1994,48:203-236.

[3]DODÉ C,HARDELIN J P. Clinical genetics of Kallmann syndrome[J]. Ann Endocrinol (Paris),2010,71(3):149-157.

[4]廖二元.内分泌代谢病学[M].北京:人民卫生出版社,2014:289-292.

[5]刘儒雅,李小英.特发性低促性腺激素性性腺功能减退症的遗传学研究进展[J].中华内分泌代谢杂志,2012,28(3):244-248.

（撰写人:王芳;指导老师:杜培洁）

男性乳房发育、高促性腺激素血症

一、病史与查体

患者,男,16岁,以"双侧乳房增大3年"为主诉于2017年7月入院。患者于3年前发现双侧乳房较同龄人增大,偶有左侧针扎样痛,无泌乳,嗅觉正常,未诊治。2年前至当地医院检查性激素:LH、FSH均增高(具体数值不详);乳腺彩超:双侧乳腺腺体发育,左侧乳腺厚10 mm,右侧乳腺厚10 mm,腺体回声分布均匀,未见明显结节回声;双肾、肾上腺彩超未见异常,双侧睾丸彩超未见明显异常。口服"消乳散结胶囊"治疗,剂量不详,疗效差,双侧乳房逐渐增大。1 d前至我院门诊查性激素六项:LH 21.78 mIU/mL(1.14～8.75),FSH 38.6 mIU/mL(0.95～11.95),P 0.23 ng/mL(<0.1～0.2),E 27.0 pg/mL(<11～44),T 2.66 ng/mL(1.42～9.23),PRL 10.12 ng/mL(3.46～19.40)。发病以来,精神、心理、饮食、睡眠、大小便无异常,近3个月体重无变化。

既往体健,生长速度、智力与同龄人相当。

查体:T 36.4 ℃,P 88 次/min,R 20 次/min,BP 100/70 mmHg,H 168.5 cm,Wt 60.6 kg,BMI 21.13 kg/m²,上部量:84 cm 下部量:84.5 cm 指间距:168.5 cm。神清语利,查体合作,全身皮肤黏膜无皮疹、出血点、色素沉着,浅表淋巴结未及,眉毛无脱落,粗测听力正常,嗅觉正常,甲状腺未及,双侧乳腺发育,可触及少量乳腺组织,无包块、压痛,乳头无分泌物,心肺未及异常,腹软,无压痛,肝脾肋下未及。阴毛、腋毛可见,阴茎牵拉长6 cm,睾丸无触痛,质韧,双侧睾丸约6 mL(Prader睾丸计测量),睾丸Tanner 3期。

二、实验室及影像学检查

患者入院后完善检查:血、尿、粪常规,肝、肾功能,血脂,凝血功能,电解质,甲状腺功能均在正常范围,TPOAb、TGAb、TRAb均阴性。甲状旁腺素 23.02 pg/mL(15～65),25羟维生素 D₃ 21.2 ng/mL(>18),GH 0.24 ng/mL,IGF-1 176.9 ng/mL(237～996),HbA1c 4.8%,ACTH-COR 节律:见表3-6。17α-羟孕酮 0.97 ng/mL(0.61～3.34),性激素结合球蛋白 26.5 nmol/L(10～57),硫酸脱氢表雄酮 190.0 μg/mL(80～560),雄烯二酮 1.09 ng/mL(0.6～3.1),性激素六项见表3-7。

表 3-6 ACTH-COR 节律

时间	ACTH(pg/mL)	COR(μg/dL)
8:00	31.1(7.2~63.3)	13.1(7~27)
16:00	16.9	4.27
0:00	9.11	1.93

表 3-7 性激素六项

性激素	结果	参考值(男性)
LH(mIU/mL)	21.43	1.14~8.75
FSH(mIU/mL)	38.6	0.95~11.95
P(ng/mL)	0.23	0.1~0.2
E$_2$(pg/mL)	27.0	<11~44
T(ng/mL)	2.02	1.42~9.23
PRL(ng/mL)	10.93	3.46~19.4

生殖器彩超:双侧睾丸体积小,左侧 2.0 cm×1.1 cm×1.1 cm,右侧 1.6 cm×1.2 cm×0.9 cm,左侧精索静脉曲张。

垂体 MRI 未见异常。

HCG 激发试验见表 3-8。

表 3-8 HCG 激发试验

HCG 激发试验	-15 min	0 min	24 h	48 h	72 h
睾酮(ng/mL)	2.01	2.02	2.61	2.30	2.43

三、诊治经过

患者入院后初步诊断:高促性腺激素性性腺功能减退症(以下简称高促)。

患者根据临床表现及实验室检测,有明显高促,目前男性高促主要见于以下疾病:Klinefelter 综合征,睾丸肿瘤手术或化、放疗后,睾酮生物合成缺陷,Sertoli 综合征,LH 抵抗等。

入院后进一步做相关检查:

精液分析:精液量 0.5 mL,精子密度、精子总数、72 h 精子活动指数均为 0。

染色体分析:47,XXY(图 3-2)。

SRY 基因分析阳性。

分析患者有如下几个特点:①男性乳房发育;②睾酮正常低限、LH、FSH 增高;③睾丸小,生精障碍,精液分析精子数为 0;④染色体核型为 47,XXY。符合 Klinefelter 综合征的诊断标准。

给予十一酸睾酮(安特尔)40 mg 每天 1 次治疗。

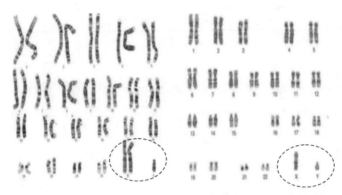

克氏征染色体:47,XXY　　　　正常男性染色体:46,XY

图 3-2　染色体分析

四、最终诊断

Klinefelter 综合征。

五、总结讨论

Klinefelter 综合征(Klinefelter syndrome,KS)简称克氏征,是 Klinefelter 于 1942 年发现并以自己的名字命名了这种疾病[1],故 Klinefelter 综合征又称克氏综合征,是一种常见的性染色体数目异常综合征,是男性不育症最常见的遗传学原因之一,也是男性性腺功能减低的最常见的一种形式。

1. 克氏征发病率　克氏征是最常见的男性性染色体异常疾病,新生儿大概有 1/600 的概率出现,在克氏征患者中约 80% 都是 47,XXY 核型,其他 20% 是 47,XXY/46,XY 的嵌合体,或者是含有更多 X 的染色体核型,并且克氏征患者的症状随着 X 染色体数目的增多而严重[2]。

2. 克氏征发病机制　克氏征发生的原因有可能来自父方也有可能来自母方,由精原细胞或卵原细胞进行减数分裂时,染色体不分裂所引起。可能的途径有 3 种,以 XXY 型为例说明:首先可能是初级精母细胞在减数分裂第一次分裂(减 1)时染色体没分开而导致的;其次可能是初级卵母细胞减 1 时染色体没分开；最后可能是次级卵母细胞在减数分裂第二次分裂时没分开[3]。

3. 克氏征临床特点

(1)雄激素缺乏症：类无睾症体型，身材正常或偏高，下肢较长，喉结不明显，阴茎正常或短小，性功能低下，多数患者为不育症，骨质疏松和肌肉力量降低。

(2)女性化体征：由于雄激素缺乏，卵泡刺激素(FSH)分泌增高，体内雌雄激素比例失调，导致各种女性化体征出现，如皮肤较细嫩，阴毛呈女性分布，无胡须，腋毛稀少或缺如，半数男性乳房发育似女性。

(3)克氏征可伴发一些其他疾病：男性生殖疾病，如尿道下裂、隐睾等；内科疾病，如肥胖、糖耐量减低及糖尿病、甲状腺功能低下。

(4)部分患者胆怯、情绪不稳定、轻度到重度智力低下或精神异常。理解词语和口头表达想法有困难，社交上出现障碍，这些都可能与多出的一条X染色体产生的影响有关，几乎所有的克氏综合征患者都有心理问题和社交障碍[4]。

(5)睾丸小而硬(一般 1~2 mL)。睾丸组织病变：曲精小管基膜增厚，呈玻璃样变，无弹力纤维，小管腔内无精子生成，严重者曲精小管可完全纤维化；睾丸生精小管纤维化、透明样变和间隙增生[5]。

(6)大多患者都无精子，生育力消失。

(7)其染色体核型为 47,XXY 或 46,XY/47,XXY 嵌合型和一些罕见的临床类型。

4. 克氏征的诊断　①睾丸小而硬，生精障碍；②男性乳房发育；③身材过高，主要为下肢过长；④低睾酮和高促性腺激素；⑤多 X 染色体核型，最常见的染色体核型为 47,XXY[6]。

5. 治疗　对克氏征的治疗主要在于促进患者第二性征的发育，使之具男性体型，若能及早诊断及早治疗，预后效果会比较理想，治疗的最佳年龄为 11~12 岁[7]。由于本病在青春期之前无任何症状，所以绝大多数患者往往在青春期后才得到诊断，延误了最佳治疗时机。目前一些国家对 11~15 岁的儿童进行睾丸大小测量，睾丸直径<2.0 cm，则做常规性染色体检查。另外，克氏征的发病率较高，约占男性不育患者 3%，产前诊断是防止患儿出生的有效措施[8]。

克氏征患者的治疗，特别是不育症的治疗，一直是临床治疗的重点和难点。目前，随着辅助生殖技术的发展，联合应用睾丸取精术(testicularsperm extraction,TESE)与单精子卵细胞内注射(intracytoplasmic sperm injection, ICSI)，克氏征患者成为父亲已经成为现实[9]，但取精成功率仍然较低，且受到多种因素影响,如不同核型、取精时机、术前用药及手术方式等。

克氏征是男性最常见的性染色体异常疾病,虽然辅助生殖技术的发展解决了部分克氏征患者的生育问题,但取精成功率受到多种因素的影响,不同核型、取精时机、术前用药和手术方式等,仍需要多中心、前瞻性、随机对照临床试验加以验证。目前,细胞体外成熟技术迅速发展,在体外鼠源精原干细胞分化为成熟的精子成为可能[10],但人源精原干细胞体外成熟技术的安全性和有效性尚未被证实,若该项技术能够取得突破性进展,距离彻底解决克氏征患者的生育问题将不再遥远。

参考文献

[1] KLINEFELTER H F, REIFENSTEIN E C, ALBRIGHT F. Syndrome characterized by gynecomastia aspermatogenes without A-Leydigism and increased excretion of follicle stimulating hormone[J]. Clin Endocrinol Metab,1942,2(8):612-657.

[2]HANLEY A P,BLUMENTHAL J D,LEE N R,et al. Brain and behavior in 48,XXYY syndrome[J]. Neuroimage Clin,2015,8(2):133-139.

[3]KRIPA E C,FELIX K J,NITIN K,et al. Klinefelter syndrome with low gonadotropin levels[J]. BMJ Case Rep,2015,29(3):112-115.

[4]JULINE M,FRANZ G,THOMAS K. Klinefelter Syndrome Associated With Goniodysgenesis[J]. Case Rep,2013,22(6):7-9.

[5]BIRD R J,HURREN B J. Anatomical and clinical aspects of Klinefelter's syndrome[J]. Clinical Anatomy,2016,29(6):606-619.

[6]GROTH K A,SKAKKEBAK A,HOST C,et al. Klinefelter syndrome-a clinical update[J]. J Clin Endocrinal Metab,2013,98(5):20-30.

[7] DAVIES G W, PARKINSON J. Gender dysphoria in Klinefelter's syndrome:three cases[J]. Australasian Psychiatry,2017,26(8):313-314.

[8]DONOVAN R,VOLLM B. Klinefelter's syndrome and sexual offending-A literature review[J]. Criminal Behaviour and Mental Health,2017,28(2):132-140.

[9]KONDO T,KURODA S,USUI K,et al. A case of a rare variant of Klinefelter syndrome,47,XY,i(X)(q10)[J]. Andrologia,2018,50(3):13024-13025.

[10]EL B H,MAJZOUB A,AL S S,et al. Sexual dysfunction in Klinefelter's syndrome patients[J]. Andrologia,2016,49(6):1267-1269.

（撰写人:杜培洁;指导老师:秦贵军）

女性第二性征不发育、高雄激素血症

一、病史与查体

患者,女,16 岁,以"第二性征不发育、发现雄激素升高 2 年余"为主诉于 2017 年 2 月入院。患者于 2 年余前因无乳房发育及月经来潮至我院妇科门诊就诊,查性激素六项示 FSH 17.56 mIU/mL(卵泡期正常范围:3.5～12.5,下同),LH 26.64 mIU/mL(2.4～12.6),E_2 30 pg/mL(12.4～233),P 0.43 ng/mL(0.2～1.5),T 7.05 ng/mL(女性:0.084～0.481),PRL 8.43 ng/mL(卵泡期:4.79～23.3);子宫及附件彩超示盆腔内条索样低回声,双侧卵巢未探及,诊断为"高雄激素血症查因",给予口服"甲羟孕酮片"治疗 1 月余。后至当地医院,给予口服中药 1 年余(具体不详),乳房无明显发育,外阴略有色素沉着,数根阴毛生长。1 年前外院查染色体核型为 46,XY,未治疗。自发病以来,食欲、睡眠、大小便正常,体重及身高随年龄逐渐增长。

既往 12 年前因腹股沟包块至当地医院,诊断为"腹股沟疝",行"双侧腹股沟包块切除术及疝修补术",切除肿物未行病理检查,术后恢复良好。头胎,顺产,身高增长及智力发育同正常同龄人。无高血压、心脏病史,无糖尿病、脑血管疾病病史,无肝炎、结核病史。未婚、未育,无月经来潮。父母非近亲结婚,家族中无类似病史。

查体:T 36.5 ℃,P 79 次/min,R 21 次/min,BP 112/64 mmHg,H 160 cm,Wt 56 kg,BMI 21.87 kg/m^2,营养良好,体型匀称,心肺腹无异常,双侧乳房对称,均可触及大小不等硬结,活动度好,乳头无分泌物(Tanner 2 期),会阴部少量色素沉着,阴毛稀少(Tanner 2 期),阴道为盲端,深约 5 cm。双侧腹股沟未触及明显包块。

二、实验室及影像学检查

入院后检查,血常规,尿常规,粪常规,血凝试验,肝、肾功能,电解质,甲状腺功能,甲状旁腺激素,ACTH-COR 节律(表 3-9),24 h 尿皮质醇均未见异常;25-羟基维生素 D_3 15.90 ng/mL(>18);17α-羟孕酮 0.50 ng/mL(男性:0.61～3.34;女性卵泡期:0.40～1.02),性激素六项检查结果见表 3-10;性别决定基因(SRY):阳性。盆腔 MRI:①子宫未见明确显示;②双侧腹股沟区异常信号,考虑睾丸;③阴道周围异常信号,精囊腺?(图3-3)。

表3-9　ACTH-COR 节律

时间	ACTH(pg/mL)	COR(μg/dL)
8:00	50.20 (7.0~61.1)	12.60 (7~27)
16:00	18.60	4.60
0:00	4.60	0.90

表3-10　性激素六项

性激素	实测值	参考范围(女性卵泡期)
LH	28.75 mIU/mL	2.4~12.6
FSH	18.24 mIU/mL	3.5~12.5
P	0.15 ng/mL	0.2~1.5
PRL	27.69 ng/mL	4.79~23.3
E_2	26.00 pg/mL	12.4~233
T	6.92 ng/mL	0.084~0.481

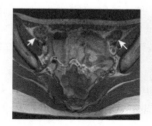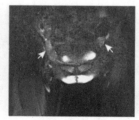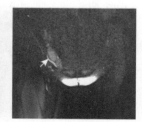

图3-3　患者盆腔 MRI

白色箭头所指处为腹股沟处异常信号

三、诊治经过

该患者病例特点为:①青年、社会性别女性患者;②第二性征发育不良,无月经来潮;③2年前查促性腺激素水平升高,血清睾酮远远高于女性应有水平;④子宫附件彩超未探及子宫、卵巢;⑤男性染色体核型(46,XY),ACTH、COR 及肾上腺 CT 未见异常。初步诊断为:46,XY 性发育异常(disorders of sex development,DSD)。

入院后,重新评估该患者各内分泌轴功能。下丘脑–垂体–性腺轴仍呈现高促性腺激素、高雄激素血症状态(表3–10),而下丘脑–垂体–甲状腺轴及下丘脑–垂体–肾上腺轴功能未见明显异常,可排除先天性肾上腺皮质增生症(CAH)所致的46,XY DSD这一大类疾病,如17α–羟化酶缺陷症、3β–羟类固醇脱氢酶缺陷症、17β–羟类固醇脱氢酶缺陷症等。另外对患者行影像学水平的检查,利用盆腔MRI探查性腺组织的位置及类型,未见子宫、卵巢,双侧腹股沟区异常信号,考虑睾丸,提示患者染色体性别与性腺性别一致,可暂排除46,XY性反转(染色体核型为46,XY,而性腺为卵巢)或46,XY真两性畸形(染色体核型为46,XY,而性腺为卵睾)两种疾病。性腺病理类型需性腺切除术后病理检查最终明确。

该患者入院前后测血清睾酮水平均处于正常成年男性水平,然而无男性第二性征发育,提示雄激素虽然合成功能正常,在体内却无法发挥正常作用。因此从实验室检查水平我们进一步将病因锁定为雄激素作用缺陷性疾病,且最有可能的诊断为雄激素不敏感综合征(androgen insensitivity syndrome,AIS)。AIS主要为雄激素受体(androgen receptor,AR)基因突变所致。为进一步明确诊断,我们收集患者、患者父母及患者弟弟的外周血全血DNA,利用全基因组测序的方法筛得AR基因第835位氨基酸由酪氨酸突变为半胱氨酸(图3–4)。该突变位点为既往报道过的AIS致病位点,从分子遗传学水平支持AIS的诊断。

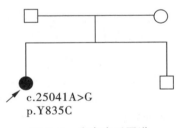

c.25041A>G
p.Y835C

图3–4　患者家系图谱

根据男性化程度,AIS可分为完全型(complete androgen insensitivity syndrome,CAIS)、部分型(partial androgen insensitivity syndrome,PAIS)及轻微型(mild androgen insensitivity Syndrome,MAIS)3类,其中以CAIS较多见,发病率占出生男婴的1/64 000～1/20 000[1~3]。该例患者未见阴茎、阴囊等男性化表型,因此诊断为CAIS。AIS大致诊断流程及思路见图3–5。

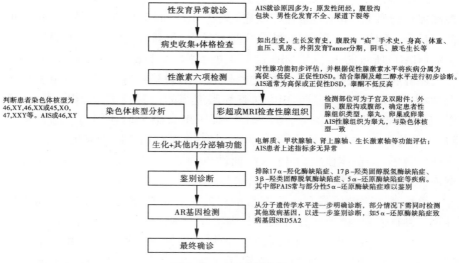

图 3-5 AIS 诊断流程

AIS 治疗策略的制订需多学科参与,如(成人或儿童)内分泌科、妇科、泌尿外科、心理科、临床遗传学、医学伦理等部门,不仅涉及社会性别选择、性腺功能,第二性征发育,心理问题等,还包括诸如性腺切除、功能性阴道建立、遗传咨询等问题在内。AIS 患者男性化程度不同,治疗策略的选择和制订所考虑的侧重点也不同,其中社会性别选择、选择后性功能维持及生育能力为首先考虑的 3 个要素。经多学科会诊,该患者选择继续维持女性社会性别,但其位于腹股沟的隐睾有癌变可能,建议择期至外科行隐睾切除手术。拟术后行雌激素替代治疗,促进并维持女性第二性征发育,预防骨质疏松。该患者体检发现阴道长度尚可,且因其未婚,短期内无性生活需求暂无须做特殊处理,建议婚前评估是否需行阴道重建。另外患者子宫及卵巢缺如,无生育能力,已告知家属。

四、最终诊断

完全性雄激素不敏感综合征。

五、总结讨论

雄激素不敏感综合征是由于雄激素靶器官受体缺陷,导致靶组织对雄激素不敏感,从而使雄激素的正常生物学效应全部或部分丧失的一类疾病,又称睾丸女性化综合征(testicular feminization syndrome, TFS),是 46,XY DSD 的常见类型,首先由 John Morris 于 1953 年报道并命名。

CAIS 患者女性化程度高，出生时可表现为正常女婴，常伴有单侧或双侧腹股沟疝，仔细检查疝囊可发现睾丸，平均身高高于正常女性但低于正常男性水平；无胡须与喉结，有乳房发育，但通常乳头偏小、乳晕色素沉着少，腋毛和阴毛稀疏或缺如；外阴为女性型，阴道呈窄盲端，短者仅表现为浅凹，长者可接近正常阴道长度，一般无子宫及附件；睾丸可位于腹盆腔、腹股沟管或大阴唇等睾丸下降途径中的任何部位。血清 T 与 FSH，LH 多在正常或高于正常男性水平，E_2 高于正常男性但相当于女性卵泡期水平，LH 水平因 T 对下丘脑−垂体系统的负反馈异常而升高。睾丸病理检查可见大量无生精功能的曲细精管，无附睾和输精管。

AIS 主要是由于 AR 基因突变所致。AR 基因位于 Xq11−12，包含 8 个外显子。CAIS 中 70% 是 X 连锁隐性遗传病，通过女性携带者遗传给后代，后代中女性 50% 为携带者，男性 50% 患病，另有 30% 为基因新发突变所致[4,5]。该患者父母及弟弟并未携带与患者相同的突变，提示该患者突变应为新发突变。

CAIS 患者隐睾有肿瘤生成的风险，一方面异位睾丸长期受到体内相对于阴囊较高体温的作用；另一方面睾丸发育异常导致原始生殖细胞成熟障碍，可在曲细精管内形成精原细胞瘤、性母细胞瘤等多种生殖细胞肿瘤；而持续高水平的 LH 还可使睾丸间质异常增生，形成支持细胞瘤、间质细胞瘤等非生殖细胞肿瘤[3,6]。需择期切除患者隐睾，术后雌二醇水平可迅速降低，需外源性补充雌二醇，维持患者女性第二性征，直至正常女性的绝经期。由于子宫缺如，CAIS 无须添加孕激素替代治疗实现月经来潮。

部分 CAIS 患者阴道较短甚至呈浅凹状，因此必要时需行阴道成形术和（或）阴道扩张术以满足其性生活与心理发育的需求。成年女性患者经阴道再造术后有合适长度后，基本可获得满意的性生活质量[7,8]。因无子宫、卵巢，CAIS 患者无生育能力，患者及家属均需适当的心理支持。

参考文献

[1] MENDOZA N, MOTOS M A. Androgen insensitivity syndrome[J]. Gynecol Endocrinol,2013,29(1):1−5.

[2] HUGHES I A, DAVIES J D, BUNCH T I, et al, Mastroyannopoulou K, MacDougall J. Androgen insensitivity syndrome[J]. Lancet,2012,380(9851):1419−1428.

[3] HUGHES I A, WERNER R, BUNCH T, et al. Androgen insensitivity syndrome[J]. Semin Reprod Med,2012,30(5):432−442.

[4] RADPOUR R, FALAH M, ASLANI A, et al. Identification of a critical

novel mutation in the exon 1 of androgen receptor gene in 2 brothers with complete androgen insensitivity syndrome[J]. J Androl,2009,30(3):230-232.

[5]张曼娜,张惠杰,杨军,等.雄激素受体基因新突变致雄激素不敏感综合征[J].中华内分泌代谢杂志,2009,25(1):58-61.

[6]SIMINAS S,KOKAI G,KENNY S E. Complete androgen insensitivity syndrome associated with bilateral Sertoli cell adenomas and paratesticular leiomyomas:case report and review of the literature[J]. J Pediatr Urol,2013,9 (1):e31-4.

[7]董晓超,金杭美.完全型雄激素不敏感综合征20例临床分析[J].实用妇产科杂志,2015,31(1):70-72.

[8]郁琦,孔桂英,何方方,等.雄激素不敏感综合征30例手术治疗分析[J].中国实用妇科与产科杂志,2002,18(7),409-411.

（撰写者:刘彦玲;指导老师:栗夏连）

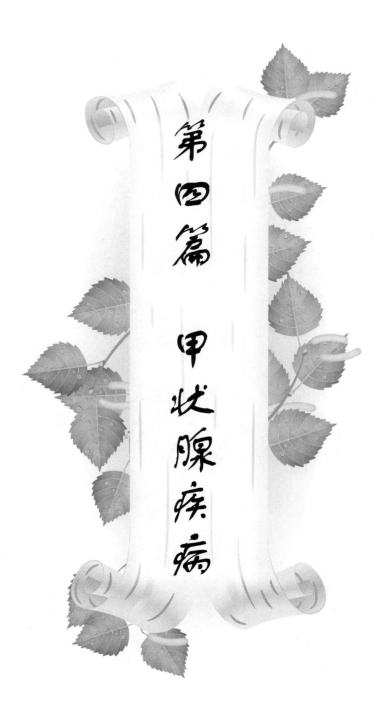

第四篇　甲状腺疾病

眼球突出，易饥多食，手抖

一、病史与查体

患者，男，30岁，以"眼球突出10年，易饥、多食、手抖8年"为主诉于2016年7月入院。10年前发现眼球突出，伴眼裂增宽，无畏光、流泪、眼睑肿胀，未诊治。8年前出现易饥、多食、手抖，伴心悸、乏力、怕热、大便次数增加[(3~6)次/d]，无体重下降、焦虑、易怒失眠，于XX市人民医院查甲状腺功能示：FT_3、FT_4偏高，TSH不详（未见单），诊为"甲状腺功能亢进症"，行"双侧甲状腺部分切除术"，症状较前稍缓解。7年前复查甲功示：FT_3、FT_4偏高，TSH不详（未见单），给予"甲巯咪唑片10 mg 3次/d、普萘洛尔片10 mg 3次/d"，根据甲功调整药物。4年前因甲亢控制不良再次行"双侧甲状腺部分切除术"，术后FT_3、FT_4较前下降，TSH不详（未见单）。1个月前XX医科大学第二附属医院查甲状腺功能示：FT_3 13.71 pg/L(2.30~4.20)、FT_4 2.90 ng/dL(0.89~1.76)、TSH 21.35 μIU/mL(0.55~4.78)；TgAb<10.0 IU/mL(0~115)、TPOAb 13.26 IU/mL(0~34)、TRAb 0.5 IU/L(0~1.75)。垂体MRI示：鞍内占位，蝶鞍扩大，垂体窝内可见一异常信号灶，大小约16 mm×18 mm×14 mm，在T1W1呈稍低信号，在T2W2呈混杂信号，垂体后叶T1W1高信号存在，垂体前叶正常结构消失。垂体柄略向左偏移，鞍底左侧份下陷。患者现来我院，门诊以"中枢性甲状腺功能亢进症：垂体TSH瘤？"收入我科。发病以来，神志清，精神可，食欲正常，睡眠正常，大便变化如上述，小便正常，体重近8年增加约18.0 kg。

既往除8年前和4年前行上述"双侧甲状腺部分切除术"，余无特殊。饮酒史10年，平均150 mL/d。婚姻史及家族史无特殊。

查体：T 36.5 ℃，P 80次/min，R 20次/min，Bp 120/78 mmHg，H 182.0 cm，W 79.0 kg，BMI 23.8 kg/m^2。眼睑无水肿，眼裂增宽，上睑挛缩，无结膜充血、水肿，无巩膜水肿。左眼突出度：23 mm；右眼突出度：22 mm。无上眼睑移动滞缓，无瞬目减少或凝视，无眼球活动受限，无复视，无视力下降。颈前可见一横向长约8 cm陈旧性手术瘢痕。甲状腺无肿大，无压痛、震颤、血管杂音。双手震颤(+)，余无异常。

二、入院诊断

1. 中枢性甲状腺功能亢进症：TSH 瘤？
2. 垂体选择性甲状腺激素抵抗综合征+无功能性垂体瘤？

三、诊治经过

入院后停用抗甲状腺药物，行血、尿、粪常规，电解质，肝、肾功能，凝血功能，血脂，甲状旁腺素，25-羟基维生素 D_3，性激素六项，ACTH-皮质醇节律、胰岛素样生长因子检测均正常，空腹生长激素在正常值范围。甲状腺功能检测结果见表4-1。

表4-1　住院前后甲状腺功能水平

时间	FT$_3$	FT$_4$	TSH
2016-6-22（外院）	13.71 ↑	2.90 ↑	21.35 ↑
2016-7-11（外院）	7.51 ↑	3.50 ↑	7.29 ↑
2016-7-20（我院）	5.18	14.50	10.62 ↑
正常值（外院）	2.30～4.20 pg/L	0.89～1.76 ng/dL	0.35～5.5 μIU/mL
正常值（我院）	3.28～6.47 pmol/L	7.9～18.4 pmol/L	0.34～5.6 μIU/mL

1. 心电图示：窦性心律不齐。
2. 视力：双眼视力1.0，眼压正常。双眼屈光介质清，视盘界清，色淡红，黄斑中心反光存在，视网膜血管走行正常。视野：右眼生理盲点扩大，左眼大致正常视野。
3. 甲状腺及颈部淋巴结超声示：残余甲状腺弥漫性回声改变，甲状腺双侧叶多发囊性回声（TI-RADS 分级：2 级），双侧颈部淋巴结可见（部分肿大，考虑反应性增生）。
4. 垂体 MRI 示：①鞍区占位，考虑为垂体瘤（鞍区可见明显不均匀强化影，大小约为 14 mm×19 mm×17 mm，视交叉受压上抬）；②咽后壁软组织增厚；③右侧上颌窦小囊肿。

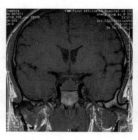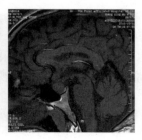

A　　　　　　　　　　　B

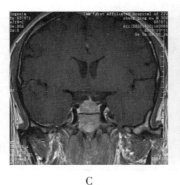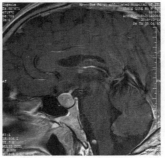

图4-1　垂体磁共振平扫与增强

A.平扫(冠状位);B.平扫(矢状位);C.增强(冠状位);D.增强(矢状位)

5.奥曲肽显像:鞍内软组织结节 ^{99}mTc-奥曲肽显像阳性。

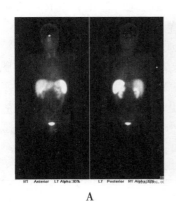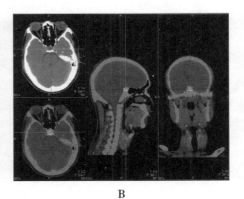

图4-2　奥曲肽显像

A.全身显像　B.头颅显像

6.奥曲肽抑制试验:分别于 8:00、16:00、20:00 皮下注射奥曲肽 0.1 mg（表4-2）。

表 4-2　奥曲肽抑制试验结果

激素	08：00	10：00	12：00	14：00	16：00	08：00	抑制百分比
FT_3(3.28～6.47 pmol/L)	5.20	5.45	5.16	4.67	4.57	4.47	14.0%
FT_4(7.9～18.4 pmol/L)	11.86	12.16	11.42	11.56	11.92	11.02	7.1%
TT_3(1.34～2.73 nmol/L)	1.86	1.70	1.73	1.50	1.54	1.20	35.5%
TT_4(78.3～157.4 nmol/L)	104.93	111.70	109.19	91.00	101.63	87.90	16.2%
TSH(0.34～5.6 mIU/mL)	12.76	9.02	6.46	5.87	6.15	3.47	72.8%
GH(0.06～5 ng/mL)	0.10	<0.05	—	—	—	<0.05	—

　　结合患者反复查 FT_3、FT_4、TSH 均高,MRI 显示垂体占位,鞍内软组织 ^{99}mTc-奥曲肽显像阳性,奥曲肽抑制试验结果显示 TSH 可被生长抑素类似物奥曲肽明显抑制,初步诊断"垂体 TSH 瘤"。考虑到患者垂体瘤较大,为使肿瘤体积缩小再行切除术以降低手术风险,故给予盐酸奥曲肽微球注射液,20 mg/次,1 次/月,肌内注射。用药期间监测甲状腺功能(表 4-3)及垂体占位变化。采用善龙注射 2 个月后,复查 FT_3、FT_4 恢复正常,TSH 较前下降。垂体 MRI(2016-10-11)示:鞍区病变呈不均匀强化,大小约为 16 mm×18 mm×15 mm,视交叉受压上抬,较前无明显变化。遂至我院神经外科于显微镜下行"经鼻蝶鞍区占位切除术",术后病理诊断:(鞍区)垂体腺瘤。

　　术后 3 d 复查甲状腺功能示 TSH 明显下降,给予优甲乐替代治疗,随访结果显示甲状腺功能正常(表 4-3),临床无甲状腺功能亢进或甲状腺功能减退等内分泌异常表现。术后 1 年余复查 MRI 示:垂体瘤术后改变,垂体柄尚居中,未见明显不均匀强化,视交叉未见明显异常。该患者预后好,达到临床治愈。

表 4-3　不同治疗阶段甲状腺功能变化

时间	FT_3 (3.28～6.47 pmol/L)	FT_4 (7.9～18.4 pmol/L)	TSH (0.34～5.6 mIU/mL)
2016-08-01(用药前)	9.56↑	26.06↑	9.61↑
2016-09-01(用药 1 个月)	4.63	10.94	6.21↑
2016-10-11(用药 2 个月)	4.95	16.10	3.75
2016-10-20(术后 3 d)	3.45	10.85	0.45
2018-02-25(术后 1 年)	5.83	10.36	4.94

四、最终诊断

垂体 TSH 瘤。

五、总结讨论

回顾整个诊疗经过,该患者具有多食、易饥、心慌、手抖、怕热等高代谢表现及突眼等临床症状,多次查 FT_3 与 FT_4 升高,TSH 不低,最初在外院被诊断为"Graves 病甲状腺功能亢进",两次行甲状腺部分切除术,并给予抗甲状腺药物应用,甲状腺功能仍为"FT_3 与 FT_4 升高,TSH 不降反升"的表现。为什么 TSH 不被抑制?患者是否存在中枢性甲状腺功能亢进?经过垂体 MRI 检查、多项鉴别诊断及行"垂体瘤切除术",效果良好,最终确诊为"垂体 TSH 瘤"。该患者曲折的诊疗经过值得我们思考:为什么易将中枢性甲状腺功能亢进误诊为"Graves 病"? 如何鉴别"TSH 瘤"与"选择性垂体甲状腺激素抵抗综合征(pituitary resistance to thyroid hormone,PRTH)"? 采用抗甲状腺药物治疗 TSH 瘤会对患者产生哪些不良影响?应如何治疗 TSH 瘤?

中枢性甲状腺功能亢进是由于垂体分泌过多 TSH 导致甲状腺激素合成和分泌增多,并出现甲状腺功能亢进表现的一组疾病,主要包括垂体 TSH 瘤和 PRTH。Graves 病好发于青年女性,甲状腺呈弥漫性肿大,可伴突眼[1],其与中枢性甲状腺功能亢进均可表现为甲状腺功能亢进的症状,但后者发病率低,临床上易被忽视。两者的主要区别在于 Graves 病的 TSH 被升高的甲状腺激素抑制,且 TRAb 阳性,而后者的 TSH 不被抑制,TRAb 阴性。但临床上确实遇到过甲状腺激素水平高,但 TSH 不被抑制,同时 TRAb 阳性的病例,属于 Graves 病与中枢性甲状腺功能亢进共存。根据该病例患者多次检测甲状腺激素高,TSH 也高,TRAb 阴性,同时存在全身甲状腺功能亢进的临床表现,支持"中枢性甲状腺功能亢进"。此患者以突眼为首发症状,且存在甲状腺功能亢进的临床表现,所以易将其误诊为"Graves 眼病"。该患者虽存在中重度突眼,伴眼裂增宽,上睑挛缩,但并无眼部不适,无结膜充血、水肿,眼球活动受限,复视等浸润性突眼的相关表现,分析其发生突眼的机制可能有[2]:①过量甲状腺激素导致眼部交感神经兴奋性增高;②该患者病程 10 年余,且甲状腺功能长期控制不佳,高水平的 TSH 持续作用于眼眶成纤维细胞上的 TSHR,从而激活 TSHR 信号通路,引起眼眶组织重构;③其右眼生理盲点扩大考虑为垂体瘤压迫视交叉所致。

TSH 瘤是来源于垂体促甲状腺细胞的肿瘤,发病率极低,约为百万分之一[3]。TSH 瘤可在任何年龄发病,且相较于其他甲状腺疾病,无明显的女性倾向。其临床表现主要有以下几点。①垂体瘤本身对周围组织的压迫症状:视野缺损、视力减退、头痛。②引起其他腺垂体激素分泌减少,出现其他腺垂体功能减低的症状:乏力、精神食欲差、易感冒、闭经、不育、阳痿等。③甲状腺功能亢进的表现:急躁、怕热、多汗、易饥、多食、心悸、消瘦、乏力等。④垂体 TSH 瘤与其他功能性腺瘤并存,50% 的 TSH 瘤患者合并生长激素、泌乳素的分泌,临床表现有肢端肥大、闭经、泌乳的症候群。

PRTH 是甲状腺激素抵抗征(RTH)的一个亚型。RTH 是甲状腺激素靶组织对甲状腺激素敏感性降低的一组综合征,发病率约为 1/40 000。80% ~ 90% 的 RTH 由甲状腺激素受体 β(THRβ)基因突变所致。突变的 THRβ 和 T_3 的亲和力大大降低,并干扰正常 THRα 和 THRβ 的功能,即所谓的显性负效作用。根据甲状腺激素不敏感的组织分布情况,将 RTH 分为 3 种类型:选择性垂体抵抗(PRTH)、选择性外周抵抗和全身性抵抗。不同患者临床表现多样,包括甲状腺肿大、躯体畸形、学习障碍、聋哑、注意力不能集中等。PRTH 是由于垂体选择性的对甲状腺激素反应降低,在临床上主要表现为轻度或中度的甲状腺毒症,并无明显的甲状腺眼征、胫前黏液性水肿等表现;外周性抵抗由于外周组织对甲状腺激素不敏感,临床上多出现甲减表现;全身抵抗型有高甲状腺激素血症,但无甲状腺功能亢进的临床表现,多为甲状腺功能正常,有的甚至有甲状腺功能减退的表现。RTH 为常染色体显性遗传性疾病,目前尚无根治方法,临床上以对症治疗为主,禁用抗甲状腺药物、同位素碘和甲状腺切除术等抗甲状腺功能亢进症治疗措施,因这些治疗方法不能有效降低 FT_3、FT_4 水平,反而会进一步刺激 TSH 分泌,诱发垂体细胞增生[4]甚至形成肿瘤(本院曾诊断此类患者)。

TSH 瘤和 RTH 又被统称为促甲状腺激素不适当分泌综合征(SITSH)。但与 TSH 瘤易于混淆的主要是 PRTH。因为 TSH 瘤与 PRTH 都表现为甲状腺激素升高的同时 TSH 不被抑制,且均有全身甲状腺功能亢进症的临床表现,但二者发病机制不同,治疗方案截然不同,故而鉴别诊断尤为重要。目前尚无单一方法可以明确鉴别 TSH 瘤与 PRTH,只有联合多项检查才能明确鉴别。垂体 TSH 瘤与 PRTH 的主要鉴别点在于[5,6]:①大多数垂体 TSH 瘤患者行头颅 CT、MRI 等检查可发现瘤体的存在,而 RTH 患者的垂体无明显异常或略显饱满。②TSH 瘤的 TSH 分泌呈肿瘤自主性,不受 TRH 兴奋,亦不被大剂量 T3 所抑制;而在 PRTH 中,垂体对 TRH 的反应仍正常,且大剂量 T_3 仍可抑制 TSH 的分泌。③给予生长抑素后,多数 TSH 瘤患者的 TSH 被明显抑制,而 RTH 患者可不被抑制或抑制不明显。生长抑素抑制试验在临床上常被用来鉴别 TSH 瘤和 RTH,但试验方法和判定切点尚未完全统一。上海瑞金医院内分泌中心的研究显示[7]:TSH 瘤患者的 TSH 平均抑制率为(77.02±13.43)%,显著高于 RTH 患者(55.33±15.02)%,但二者重叠较多。

该鉴别方法尚待进一步完善和规范。④性激素结合球蛋白(SHBG)作为甲状腺激素在肝的效应蛋白,在甲状腺激素升高的情况下,可在一定程度上反应肝组织对甲状腺激素的敏感性,TSH瘤患者多升高,而RTH患者多在正常范围甚至降低。⑤TSH瘤患者血清TSHα亚单位明显升高,且TSHα/TSH>1;而在PRTH中,TSHα亚单位水平是正常的,TSHα/TSH<1。⑥THRβ亚单位基因突变支持RTH诊断,但阴性结果不能排除诊断。

目前TSH瘤治疗方法包括手术、放疗及药物治疗[5,7]。首选治疗是经蝶垂体瘤切除术。放射治疗一般用于手术切除肿瘤失败、有手术禁忌证以及需延期手术的患者,更多的用于治疗术后残留组织及复发的TSH瘤。药物治疗一般用于术前及术后的辅助治疗,生长抑素类似物不仅可以迅速纠正患者甲状腺毒症的症状,缩小甲状腺的大小,在手术前还可以缩小瘤体,减少手术中出血的概率,防止手术中或手术后出现甲状腺危象的情况。手术或手术加放疗可以使大约1/3的患者甲状腺功能恢复正常和肿瘤消失,另有1/3的患者甲状腺功能正常但仍有肿瘤残余。由于肿瘤切除数周或者数月后,TSH仍处于低水平,最终可能发展为永久的中枢性甲状腺功能减退症,所以术后许多患者需要暂时或永久性行左甲状腺素替代治疗。另外手术可能导致部分性或完全性垂体功能低下。因此,术后应及时复查垂体激素的分泌功能,并在1年后复查,特别是进行过放疗的患者,垂体功能低下更多见。大腺瘤还要对视野进行密切随访。一旦出现甲状腺功能亢进的症状或甲状腺激素水平升高,应立即检查垂体TSH瘤有无复发。

在本病例中,此患者MRI示垂体占位,且存在视野缺损的瘤体压迫症状,行奥曲肽显像提示鞍内软组织结节显像阳性,行奥曲肽抑制试验显示甲状腺激素水平可被生长抑素类似物明显抑制。给予垂体瘤切除术后,病理示垂体腺瘤,术后随访甲状腺功能恢复正常,且无甲状腺功能亢进症的临床表现,因此最终诊断为"垂体TSH瘤"。此患者病程长达十年余才明确诊断,曾两度行甲状腺腺叶部分切除术,并联合抗甲状腺药物治疗,甲状腺功能仍不降反升,病情愈演愈烈。这是因为采用抗甲状腺药物或甲状腺切除术抑制或减少甲状腺激素的合成及释放,可刺激TSH分泌,导致TSH瘤侵袭性生长,继而增加垂体手术的难度和术后复发的风险,所以一般不使用抗甲状腺药物或甲状腺切除术治疗垂体TSH瘤。

综上所述,在临床上对于FT$_3$、FT$_4$升高但TSH不被抑制的患者,应考虑促甲状腺素不适当分泌综合征的可能。其作为临床罕见疾病,当合并甲状腺功能亢进的临床表现时,早期易被误诊为"Graves病",给予抗甲状腺药物治疗不仅不能使甲状腺功能亢进症得到控制,反而可能促进疾病的进展。因此,临床医生应提高对TSH瘤及RTH的认识,掌握规范的诊断和治疗思路十分必要。

参考文献

[1] ROSS D, BURCH H, COOPER D, et al. 2016 American Thyroid Association Guidelines for Diagnosis and Management of Hyperthyroidism and Other Causes of Thyrotoxicosis[J]. Thyroid,2016,26(10):1343-1421.

[2] BARTALENAL,BALDESCHI L,BOBORIDIS K,et al. The 2016 European Thyroid Association /European Group on Graves' Orbitopathy Guidelines for the Management of Graves' Orbitopathy[J]. Eur Thyroid J,2016 Mar,5(1):9-26.

[3] MURATA Y. Syndromes of resistance to thyroid hormone and inappropriate secretion of TSH (SITSH)[J]. Nihon Rinsho,2012,70(11):1951-1957.

[4] GROENEWEG S, PEETERS R P, VISSER T J, et al. Therapeutic applications of thyroid hormone analogues in resistance to thyroid hormone (RTH) syndromes[J]. Mol Cell Endocrinol,2017,S0303-7207 (17):30116-30118.

[5] AMLASHI F G,TRITOS N A. Thyrotropin-secreting pituitary adenomas: epidemiology,diagnosis,and management[J]. Endocrine,2016,52(3):427-440.

[6] 姜晓华,蔡洁,王庆卫,等. 垂体促甲状腺素瘤的临床特点与诊治分析. 中华内分泌代谢杂志,2012,28(9):1896-1898.

[7] 叶蕾,韩如来,姜晓华,等. 促甲状腺激素不适当分泌综合征 61 例病例总结. 中华内分泌代谢杂志,2015,31(11):925-931.

（撰写者:黄凤姣;指导老师:粟夏连）

颈前区肿痛伴发热

一、病史与查体

患者,男,11 岁,以"颈前区肿胀、疼痛半月余"为主诉于 2015 年 3 月 29 日入院。患者于半月余前,上呼吸道感染后出现颈前区肿胀、疼痛。疼痛向耳背部放射,于吞咽时加重,并逐渐出现头颈部转动困难。体温波动于 37 ~ 37.4 ℃,无寒战、高热,就诊于当地市医院,检查结果不详,诊断为"亚急性甲状腺炎",给予"头孢替安、地塞米松"治疗 4 d,疼痛缓解,肿胀无明显好转。出院后疼痛反复,就诊于当地县医院,给予口服中药及外敷"膏药"治疗,症状未见缓解,遂于今日就诊于我院,门诊以"化脓性甲状腺炎?"收入院。发病以来,食欲正常,睡眠正常,大小便正常,体重无减轻。

既往体健,无"高血压""糖尿病"病史。足月,顺产,生长发育与同龄幼儿无异。家族中无类似病史。

查体:T 36.6 ℃,P 103 次/min,R 26 次/min,BP 120/78 mmHg,甲状腺 Ⅱ度肿大,质硬,压痛明显。局部皮肤无红肿、发热。双肺呼吸音清晰,无干、湿性啰音。心率 103 次/min,律齐,各瓣膜听诊区未闻及杂音。双手细颤(-),四肢肌力 Ⅴ级。余无特殊。

二、入院诊断

急性化脓性甲状腺炎?

三、诊治经过

入院后积极完善相关检查,查血电解质、肝功能、肾功能、血脂、空腹血糖、糖化血红蛋白、尿常规、粪常规、传染病四项、血凝六项、甲状腺功能、甲状腺自身抗体、真菌葡聚糖、降钙素原、补体 C3、C4 无异常。血常规 WBC 13.10×10^9/L[$(3.5 \sim 9.5) \times 10^9$],Hb 123 g/L(135 ~ 175),NEU 9.7×10^9/L [$(1.8 \sim 6.3) \times 10^9$];C 反应蛋白 7.10 mg/L(0 ~ 5),血沉 53 mm/h(0 ~ 15)。颈部 CT 平扫:左侧甲状腺区占位,建议增强扫描。甲状腺细针穿刺细菌培养加药敏试验结果:星座链球菌星座亚种阳性菌感染,对利奈唑胺、万古霉素、氯霉素、左氧氟沙星、头孢噻肟、头孢吡肟、青霉素敏感,对克林霉素、红霉素耐药。食道钡餐：左侧梨状窝瘘。心电图：左心室高电压。腹部彩超未见明显异常。

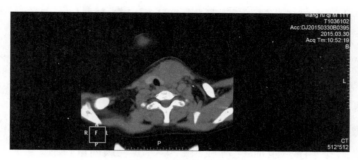

图 4-3　甲状腺 CT

根据以上检查结果确诊为"急性化脓性甲状腺炎"。给予抗感染、局部冷敷、止痛等对症处理。请咽喉头颈外科 1 病区会诊后建议转科治疗。于 2015 年 4 月 7 日行支撑喉镜下梨状窝瘘口烧灼术，术后留置胃管，并给予抗感染、对症支持治疗。患者病情恢复良好，胃管拔除后出院。

四、最终诊断

1. 急性化脓性甲状腺炎。
2. 左侧梨状窝瘘。

五、总结讨论

急性化脓性甲状腺炎（AST）临床少见，误诊率较高，但其病情进展较迅速，若治疗不及时，严重者可引起呼吸困难，甚至危及生命。多数学者认为急性化脓性甲状腺炎的发生主要与两种因素有关：一是甲状腺基础疾病者，成人多见；二是胚胎鳃器先天发育畸形，临床上以梨状窝瘘最为常见，多见于儿童[1,2]，例如本例患者。

AST 常见致病菌为金黄色葡萄球菌、链球菌、肺炎球菌，少数见于大肠杆菌、布鲁菌、无乳链球菌、铜绿假单胞菌、沙门菌、克雷伯菌、卟啉单胞菌属，还可见于真菌、病毒、寄生虫感染等，可为单一病原菌感染，也可为混合感染。条件致病菌感染多发生于免疫力低下如使用免疫抑制剂、糖尿病、肿瘤、HIV 感染以及使用糖皮质激素的患者[3]。AST 临床发病急，颈部肿痛多为单侧，吞咽时疼痛加剧，向齿部、两颊、耳后或枕部放射，局部肿胀导致颈部被动后伸，可有邻近组织感染征象。脓肿形成时可有波动感，局部皮肤红肿、发热、触痛明显、拒按。全身败血症症状，伴有高热、寒战、白细胞总数及中性粒细胞数增高,通常甲状腺功能正常,亦可有一过性甲状腺功能亢进。

诊断 AST 较为准确可靠的检查手段是超声及 CT[4]。彩超可快捷地提供甲状腺形态大小、内部回声改变、边界、血流、包膜情况及其周围组织、颈部肿大淋巴结等多方面征象,并可随时对患者随访;另外可对病变部位行超声引导下的穿刺抽吸,行涂片细胞学检查或组织学检查,对抽出物进行病原体检查及培养,并对脓肿进行抽吸、引流和冲洗治疗。甲状腺 CT 可显示脓肿与甲状腺腺体及周围组织的关系,是否存在气管受压及纵隔脓肿等。本例患者就是在超声引导下细针穿刺抽吸涂片并做病原体培养确诊为急性化脓性甲状腺炎。本病例为甲状腺早期脓肿尚未形成阶段,临床表现与亚急性甲状腺炎非常相似,容易混淆。两病都可表现为甲状腺局部肿胀、压痛,因炎症破坏甲状腺滤泡细胞导致其内储存的甲状腺激素漏出,可有一过性甲状腺功能亢进表现,吸碘率可明显降低,但也有一些患者甲状腺功能检查无明显异常。有些化脓性甲状腺炎即使脓肿形成,但由于脓肿位置较深,触诊波动感不明显,仅有浸润硬结感,且颈部皮肤常无充血,皮温不高,因此,很容易被误诊为亚急性甲状腺炎。而两病治疗截然不同,糖皮质激素对亚急性甲状腺炎有特效,却可以导致急性化脓性甲状腺炎感染扩散。所以,对于怀疑亚急性甲状腺炎,且应用糖皮质激素治疗效果不明显的患者,一定要警惕急性化脓性甲状腺炎的可能。此患者尽管甲状腺局部肿胀、剧烈疼痛,但甲状腺周围皮肤无明显红肿、发热,体温一直波动在 $37 \sim 37.4$ ℃之间,从未出现寒战、高热,且在初期应用糖皮质激素治疗时疼痛明显缓解,这是本例患者容易被误诊为亚急性甲状腺炎很重要的原因。甲状腺细针抽吸细胞学检查有助于鉴别诊断,亚急性甲状腺炎常可见到典型的多核巨细胞和滤泡上皮退行性变等,而化脓性甲状腺炎则可见到大量中性粒细胞聚集。

AST 的治疗原则强调抗感染治疗联合外科干预[5]。一旦明确诊断,应先根据经验选用广谱抗生素试验性治疗,待穿刺物病原体培养加药敏试验结果出来再对抗生素做进一步调整。一般认为,AST 若合并基础疾病或先天畸形时,控制感染较为困难,抗生素疗程应充足,至少 2 ~ 3 周。脓肿形成后在加强抗感染治疗的基础上,应及时排脓:①若脓肿较小、局限在甲状腺包膜内、无明显全身中毒症状、气道通畅者,目前推荐创伤性较小的方法,即超声引导下细针穿刺引流、冲洗;②若患者全身中毒症状重、脓肿较大出现压迫症状或侵及周围组织者应紧急手术清创引流。另外,对于经吞钡或咽喉部内镜检查发现梨状窝瘘管的患者,应在 AST 消退后择期手术切除瘘管。目前使用内镜下化学烧灼法封闭梨状窝瘘管也在小样本人群中被证实有较好的疗效,且术后并发症发生率较低。本例患者脓肿尚未形成,在应用抗生素治疗的同时采用喉镜下梨状窝瘘口烧灼术,手术顺利,术后未出现并发症。

参考文献

[1]桑建中,路武豪,娄卫华.先天性梨状窝瘘管的诊断与治疗[J].中华耳鼻咽喉头颈外科杂志,2011,46(9):728-732.

[2]PRADIPTA K P,SURIANARAYANAN G,SUNIL K S. Pediatric recurrent acute suppurative thyroiditis of third branchial arch origin-our experience in 17 cases[J].Int J Pediatr Otorhinolaryngol,2014,78(11):1953-1957.

[3]AKUZAWA N,YOKOTA T,SUZUKI T,et al. Acute suppurative thyroiditis caused by Streptococcus agalactiae infection:a case report[J]. Clin Case Rep,2017,5(8):1238-1242.

[4]CHI H, LEE Y J, CHIU N C, et al. Acute suppurative thyroiditis in children[J]. Pediatr Infect Dis J,2002,21:384-387.

[5]莫一菲,周健,包玉倩,等.急性化脓性甲状腺炎的临诊应对[J].中华内分泌代谢杂志,2013,29(2):170-172.

(撰写者:王祥;指导老师:瞿绍忠)

双眼突出,酸涩

一、病史与查体

患者,男,20岁,以"双眼突出伴酸涩7个月余"为主诉于2017年7月入院。患者于7个月前出现双眼球突出,伴酸涩、磨砂感、畏光、流泪,无视物模糊。无怕热多汗、多食、易饥、烦躁、失眠、记忆力减退、大便次数增多、体重下降、手和眼睑震颤。于当地医院应用滴眼液治疗(具体不详),眼部症状未见明显缓解。半年前至"当地县人民医院"完善相关检查(结果不详),诊断为"甲状腺功能亢进症伴突眼",给予"甲亢灵2片每天2次、甲巯咪唑片10 mg每天3次"口服治疗,眼部症状未见明显缓解。3个月前至我院门诊查:FT$_3$ 5.70 pmol/L(3.8~7),FT$_4$ 12.95 pmol/L(7.9~18.4),TSH 0.01 IU/mL(0.34~5.6),TPOAb 8.08 IU/mL(0~34),TGAb 18.06 IU/mL(0~115)、TsAb 14.80 IU/mL(1~10)。停用"甲亢灵",调整药物剂量为"甲巯咪唑片10 mg每天2次,口服"。2个月前至某院眼科住院,查FT$_3$ 4.91 pmol/L(3.8~7),FT$_4$ 11.72 pmol/L(7.9~18.4),TSH 0.25 IU/mL(0.34~5.6);TRAb 4.39 IU/L(0~1.75)。眼肌MRI:双侧眼球稍向外突,双侧内直肌、上直肌、外直肌、下直肌均增粗伴信号异常。骨密度测定:骨量减少。给予"甘露醇、地塞米松针静滴(15 mg每天1次×8 d,10 mg每天1次×5 d,7.5 mg每天1次×3 d,5 mg每天1次×3 d)、甲巯咪唑片10 mg每天1次口服"及补钙、补钾、保护胃黏膜等对症治疗,院外激素序贯为"强的松片30 mg,每天1次口服",突眼、干涩较前改善。1个月前停用"强的松片",突眼较前加重。9 d前至我院门诊复查甲功腺功能:FT$_3$ 5.70 pmol/L(3.8~7)、FT$_4$ 9.57 pmol/L(7.9~18.4)、TSH 1.70 IU/mL(0.34~5.6),加用"雷公藤多苷片20 mg每天3次、氢氯噻嗪片25 mg每天1次口服",甲巯咪唑用量未变,眼部症状未见明显缓解。今为求进一步诊治来我院,门诊以"Graves病并浸润性突眼"收入我科。发病以来,神志清,精神可,食欲正常,睡眠正常,大小便正常,体重近1个月无明显变化。

既往体健,无高血压、糖尿病、心脑血管疾病病史,无胃、十二指肠溃疡,心理疾患病史,无肝炎、结核、骨痛、骨折病史,无食物、药物过敏史。家族中无类似病史。

查体：T 36.6 ℃，P 74 次/min，R 18 次/min，BP 110/68 mmHg，发育正常，营养良好。右眼视力 0.8，左眼视力 0.8；眼压：右眼：18 mmHg，左眼：21 mmHg；眼突度：右眼 21 mm，左眼 21 mm。双侧眼睑红肿、倒睫，右眼睑闭合不全。双眼球运动各方向受限，双眼向上、向下注视出现复视。甲状腺无肿大，双侧甲状腺侧叶压痛。双肺（−），双手细颤（−），四肢肌力 Ⅴ 级，余无异常。

二、入院诊断

1. Graves 病合并浸润性突眼。
2. 骨量减少。

三、诊治经过

入院后积极完善相关检查，血、尿、粪常规、传染病四项、血凝六项、C 反应蛋白，血沉，电解质，心肌酶谱，肝功能，肾功能，血脂无异常；糖化血红蛋白 6.7%（4～6.5），OGTT：0 min 6.8 mmol/L、30 min 7.7 mmol/L、60 min 9.8 mmol/L、120 min 7.2 mmol/L、180 min 6.0 mmol/L，胰岛素释放：0 min 3.00 μU/mL（2.2～11.6）、30 min 10.4 μU/mL、60 min 26.8 μU/mL、120 min 25.7 μU/mL、180 min 11.3 μU/mL；FT$_3$ 4.48 pmol/L（3.8～7）、FT$_4$ 10.40 pmol/L（7.9～18.4）、TSH 0.33uIU/mL（0.34～5.6），TSAb 13.80 IU/mL（1～10）；骨松五项：甲状旁腺素 45.25 pg/mL（15～65）、总 Ⅰ 型胶原氨基酸端 21.67 ng/mL（16.89～65.49）、25−羟基维生素 D$_3$ 25.69 ng/mL（>18）、骨钙素 14.92 ng/mL（24～70）、β 胶原特殊序列测定 0.53 ng/mL（0～0.573）。彩超显示：甲状腺弥漫性回声改变、甲状腺双侧叶囊性、囊实性结节（TI−RADS 分级：2 级）。腹部彩超显示：肝弥漫性回声改变（脂肪肝）胆囊壁毛糙。心电图、胸片及心脏彩超均未见异常。

根据眼部症状、眼征、甲状腺功能及甲状腺自身抗体检查结果，结合眼部 MRI 影像学改变，确诊"Graves 病合并浸润性突眼"，嘱患者注意休息，低盐饮食。注意用眼卫生，戒烟，尽量不在吸烟区逗留。白天佩戴墨镜，尽量少看手机、电视、电脑，睡眠时高枕卧位，戴上眼罩。目前 FT$_3$、FT$_4$ 在正常范围，TSH 仍偏低，无甲减倾向，继续给予"甲巯咪唑片 10 mg 每天 2 次 口服"抗甲状腺功能亢进症治疗，"氢氯噻嗪片 25 mg 每天 2 次、螺内酯片 20 mg 每天 2 次 口服"降低眼内压，"雷公藤多苷片 20 mg 每天 3 次 口服及生长抑素类似物奥曲肽静滴（0.2 mg 每天 1 次×1 d，0.4 mg 每天 1 次×1 d，0.6 mg 每天 1 次×12 d）"抑制自身免疫反应。在排除激素冲击治疗禁忌证后给予"甲泼尼龙针静滴 1.0g 每天 1 次×3 d，0.5g 每天 1 次×2 d"，并辅助应用保护胃黏膜、补钾、补钙及预防骨质疏松等对症治疗。患者双眼结膜充血、水肿较前缓解,改为"甲泼尼龙片 12 mg 每天 3 次 口服"。出院前复查甲状腺功能 FT_3 3.36 pmol/L、FT_4 10.08 pmol/L、TSH 0.11 IU/mL,嘱患者赛治继续维持原剂量不变,甲泼尼龙片每 10 d 减 1 片,1 个月复诊(图 4-4)。

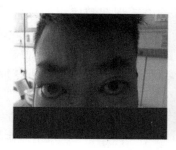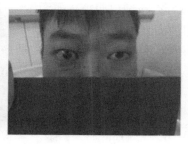

图 4-4　突眼治疗前后对比

四、最终诊断

1. Graves 病合并浸润性突眼。
2. 骨量减少。

五、总结讨论

Graves 眼病亦称甲状腺相关性眼病(TAO),可发生于不同甲状腺功能状态的患者中,包括甲状腺功能亢进症、亚临床甲状腺功能亢进症、甲状腺功能减退症(桥本甲状腺炎)以及甲状腺功能正常者,后者在眼病的随访过程中可出现甲状腺功能的异常。TAO 常与 Graves 病所致甲状腺功能亢进症同时发生,也可发生在甲状腺功能亢进症治疗过程中。TAO 的发病率较低,年发病率女性为 16/100 000,男性为 3/100 000[1,2]。近年来大量的研究表明,TAO 的发病与遗传因素和环境因素有关,是一种复杂的自身免疫性疾病,细胞免疫、体液免疫共同参与其发病过程。本例患者,根据其症状、体征以及实验室检查等客观指标,TAO 的诊断并不困难,但在诊断 TAO 的过程中应注意与其他引起眼睑水肿、眼球突出以及眼外肌肥大的疾病相鉴别。

一般性的治疗措施对 TAO 患者很有帮助,如白天滴润滑性质的眼药水以防止角膜干燥;佩戴深色眼镜,防止强光刺激及防风、防尘;禁止吸烟[3]和在吸烟区滞留;夜间使用眼药膏等润滑剂,戴眼罩,以增加角膜湿润度、保护角膜;戴棱镜可纠正轻度复视;为减轻眶周水肿,可高枕睡眠、低盐饮食、晚餐后少饮水。TAO 根据病程分为活动期和非活动期,在活动期控制炎症,尽量让炎症在尚未造成严重损伤时就停止进展[4]。

糖皮质激素作为 TAO 的首选药物,其治疗的方式包括:口服、静脉注射以及眼球局部注射[5]。单纯口服用药的有效率仅为 30% ~ 60%[2]。近年来研究发现,静脉应用大剂量醋酸甲泼尼龙冲击治疗,与单纯口服糖皮质激素方案相比较,具有疗效更快、效果更佳、不良反应更小以及不易复发等优点[6,7]。因此,单纯口服糖皮质激素治疗的方式现在被应用的较少,大剂量静脉应用糖皮质激素是活动期 TAO 的一线治疗方法[8]。本例患者入院前曾静脉应用地塞米松及序贯口服糖皮质激素治疗,突眼有所缓解,停药后突眼加重,入院后应用甲泼尼龙静脉冲击后突眼症状明显缓解,分析其原因,甲泼尼龙与地塞米松相比,抗炎活性更强,对肾上腺皮质(HPA)轴的抑制作用相对较弱,且起效更迅速,可更快速地渗透到靶器官,可减少突然停药带来的不良反应。另外,一般认为,0.75 mg 地塞米松的生物效能相当于甲泼尼龙 4 mg,那么每日 15 mg 的地塞米松仅仅相当于 80 mg 的甲泼尼龙,远远低于常规需要的糖皮质激素冲击治疗的剂量。再者,患者先前换用口服糖皮质激素时采取每日 1 次顿服的方式,一次顿服确实可减轻对 HPA 轴的抑制作用,但却大大降低其抗炎效果。因甲泼尼龙的半衰期只有 30 min,强的松的半衰期也只有 1 h。糖皮质激素治疗前需排除肝功能不全、未控制的高血压、骨质疏松、消化道溃疡、精神心理疾病及活动性结核、病毒性肝炎等激素治疗禁忌证,并在用药过程中监测其副作用,本病例中静脉大剂量应用糖皮质激素的同时辅助应用保护胃黏膜药物、补钾、补钙等措施对抗激素的副作用,同时密切关注患者的血糖、血压变化。本例患者用药过程中血糖、血压较平稳,无进一步升高。

免疫抑制剂治疗 TAO 目前尚有争议。如果患者有严重的应用糖皮质激素治疗的禁忌证,或者糖皮质激素治疗出现严重的不能耐受的副作用,或治疗效果不明显或无效、减量过程中或者停药后突眼复发,则可以考虑应用免疫抑制剂,如环磷酰胺、硫唑嘌呤、环孢霉素 A、生长抑素类似物等。虽然目前对生长抑素类似物治疗 Graves 眼病的机制还不完全清楚,但其可能的机制有:①生长抑素类似物可能通过降低血中生长激素的浓度而间接降低胰岛素样生长因子-1(IGF-1)的水平,也可能通过抑制 IGF-1 的活性或直接阻断 IGF-1 对周围组织的作用而抑制眼球后及眼肌内糖聚胺糖(GAG)的合成而达到治疗的目的。研究发现,眼眶成纤维细胞和眼外肌中都有免疫活性的 IGF-1 存在,它可能在眼外肌增粗的发病过程中起重要作用[9]。②研究发现 Graves 眼病患者眼眶内不同细胞表面都发现有生长抑素受体(SM-R)的表达[10,11],如淋巴细胞表面有 SM-R1-5,脂肪细胞内有 SM-R1-3 和 SM-R5 的 mRNA,眼外肌细胞也可见 SM-R1-3 的表达,眼眶成纤维细胞表面存在着 SM-R 1、3、5。因此生长抑素类似物可以与眼眶不同细胞表面的不同亚型的生长抑素受体结合,从而改变细胞的免疫活性和代谢过程。奥曲肽是临床常用的生长抑素八肽衍生物,在延续生长抑素药理作用的同时,药效持续时间也大大延长。奥曲肽的使用在部分患者会产生恶心、腹泻以及腹部不适等消化道症状,多由奥曲肽抑制胃肠道运动和吸收功能所致,这些不良反应可在给药一段时间后自行缓解,症状明显者,短暂停药后即可好转。另外,奥曲肽可以影响一些激素的分泌,如胰岛素、胰高血糖素、生长激素等,因此在应用中可能会引起高血糖或者低血糖症,故在应用过程中需要密切关注患者的血糖情况,必要时给予降糖药物或者嘱患者提前进食预防低血糖的发生。鉴于奥曲肽的诸多不良反应,使用奥曲肽治疗突眼时要从小剂量开始,逐步加量,让患者有一个缓慢适应的过程,一般总疗程为 2～3 周。既往有使用糖皮质激素禁忌证的患者,在抗甲状腺功能亢进症治疗的基础上,我们单独加用生长抑素类似物奥曲肽静滴 2 周在部分突眼患者也取得了疗效。研究证明,糖皮质激素的治疗效果与突眼的持续时间和甲状腺功能恢复正常的时间呈负相关[12]。本例患者已发现突眼 7 个月,持续应用甲巯咪唑 10 mg,每天 3 次,3 个月;甲巯咪唑 10 mg,每天 2 次,3 个月余,但 FT_3、FT_4 虽在正常范围,TSH 仍低于正常低限,说明此患者甲状腺轴恢复正常所需抗甲状腺药物剂量较大,需时较长,提示糖皮质激素减量过程中突眼复发率可能较高。结合此患者上次应用地塞米松静滴也有效,但在停用强的松后复发,故我们本次在应用大剂量甲泼尼龙冲击的基础上又加用了生长抑素类似物奥曲肽及中药免疫抑制剂雷公藤多苷进行治疗。

浸润性突眼的其他治疗措施有:应用抗氧化剂、细胞因子拮抗剂、血浆置换、眶内放射治疗及减压手术等[13]。抗氧化剂、细胞因子拮抗剂的疗效和安全性仍处于研究阶段,血浆置换的临床效果的报道结论不一,当其他方法无效时可以考虑使用。眶内放射治疗对软组织炎症及近期眼外肌活动受限者疗效好,对视神经压迫和视野缺损则欠佳,其副作用主要是致白内障和放射性视网膜病变。放疗与糖皮质激素联合治疗效果较好,甲泼尼龙可以减轻放射治疗引起的暂时性组织水肿,放射治疗因作用维持时间较长,可以降低甲泼尼龙减量而导致的疾病复发的危险。眼眶减压术主要通过祛除眼眶的部分骨壁来增加眶内空间以减轻过多的眶内组织所致的突眼以及对视神经的压迫,可减轻 TAO 的多数症状、体征,对突眼及视神经受压疗效尤著,但对复视、斜视无效。眼眶减压术是治疗严重 TAO 的有效手段,但需严格掌握适应证。

参考文献

[1] YAO WANG, TERRY J. SMITH. Current Concepts in the Molecular Pathogenesis of Thyroid-Associated Ophthalmopathy[J]. Invest Ophthalmol Vis Sci,2014,55(3):1735-1748.

[2] ESRA AHLI, KAAN GÜNDÜZ. Thyroid-associated Ophthalmopathy[J]. Turk J Ophthalmol,2017,47(2):94-105.

[3] HUI-CHUAN KAU,SHI-BEI WU,CHIEH-CHIH TSAI,et al. Cigarette Smoke Extract-Induced Oxidative Stress and Fibrosis-Related Genes Expression in Orbital Fibroblasts from Patients with Graves' Ophthalmopathy[J]. Oxid Med Cell Longev,2016,2016:4676289.

[4] BARTLEY G B,FATOURECHI V,KADRMAS E F,et al. The chronology of Graves ophthalmopathy in an incidence cohort[J]. Am J Ophthal,1996,121(4):426-434.

[5] GOPINATH B,MUSSELMAN R. Antibodies targeting the calcium binding skeletal muscle protein calsequestrin are specific markers of ophthal mopathy and sensitive indicators of oculor myopathy in patients with Graves' disease[J]. Clin Exp Immunol,2006,145(1):56-62.

[6] PEI MOU, LI-HONG JIANG, YUN ZHANG, et al. Common Immuno-suppressive Monotherapy for Graves' Ophthalmopathy:A Meta-Analysis[J]. PLoS One,2015,10(10):e0139544.

[7] PRISCILA NOVAES, ANA BEATRIZ DINIZ GRISOLIA, TERRY J. Smith. Update on thyroid-associated Ophthalmopathy with a special emphasis on the ocular surface[J]. Clin Diabetes Endocrinol,2016,2:19.

[8] GOPINATH B, MUSSELMAN R. Antibodies targeting the calcium binding skeletal muscle protein calsequestrin are specific markers of ophthal mopathy and sensitive indicators of oculor myopathy in patients with Graves' disease[J]. Clin Exp Immunol,2006,145(1):56-62.

[9] WIERSINGA W M,PRUMMEL M. An evidence based approach tothe treatment of Graves ophthalmopathy[J]. Endocrinol Metab Clin North Am,2000,29(2):297-319.

[10] HEUFELDER A E. Somatostatin analogues in Graves'ophthalmopathy [J]. J Endocrinol Invest,1997,20 (Suppl 7):50-52.

[11] KRASSAS G E. Somatostatin analogues in the treatment of thyroid eye disebase[J]. Thyroid,1998,8(5):443-445.

[12]YANG WANG,SHUO ZHANG,YIDAN ZHANG,et al. A single−center retrospective study of factors related to the effects of intravenous glucocorticoid therapy in moderate−to− severe and active thyroid−associated ophthalmopathy [J]. BMC Endocr Disord,2018,18(1):13.

[13]BARTALENA L. Graves' orbitopathy:imperfect treatments for a rare disease[J]. Eur Thyroid J,2013,2:259−269.

（撰写者:王祥;指导老师:孙良阁）

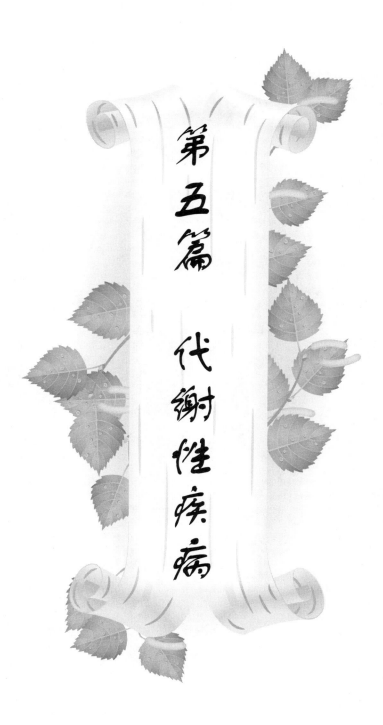

第五篇　代谢性疾病

口渴、多饮、多尿伴反复尿路刺激征

一、病史与查体

患者,男,49岁,以"口渴、多饮、多尿14年,尿频、尿急、尿痛2个月"为主诉于2014年7月17日入院。患者于14年前出现口渴、多饮、多尿,在当地医院测随机血糖20 mmol/L,诊断为"2型糖尿病"。间断口服"消渴丸、二甲双胍"治疗,偶测空腹血糖,波动于13～14 mmol/L。1年前出现双足背麻木,呈对称性,无双足疼痛、蚁走感,无腹泻与便秘交替,未治疗。2个月前出现尿频、尿急、尿痛伴排尿困难,无发热、寒战、恶心、呕吐等。尿常规示白细胞及细菌计数增多,当地医院诊为"尿路感染",予"抗感染药物"(具体不详)治疗9 d后症状缓解。停药3 d后再次出现尿频、尿急、尿痛,伴发热,体温高达40 ℃,无寒战、恶心、呕吐、腰痛等。我院门诊拟"2型糖尿病合并尿路感染"收治。发病以来,睡眠正常,大便正常,小便如上述,体重14年内减轻约10 kg。近2个月来食欲欠佳。

既往史、个人史无特殊。1弟患"糖尿病"。无其他家族性遗传病史。

查体:T 37.6 ℃,P 92次/min,R 22次/min,BP 120/80 mmHg,H 174 cm,Wt 67 kg,BMI 22.13 kg/m^2。全身皮肤黏膜无皮疹、出血点,浅表淋巴结未触及,甲状腺未触及,心肺无异常,腹软,无压痛、反跳痛,左肾区轻压痛、叩击痛,双下肢无水肿,双侧足背动脉搏动正常。生理反射存在,病理反射未引出。

二、实验室及影像学检查

肝、肾功能,电解质正常;血常规:Hb 126 g/L,WBC 17.6×10^9/L,N 79.3%,LY 13.1%;尿常规:亚硝酸盐(+),隐血(+),葡萄糖(+++),白细胞(+),白细胞计数1 272.48/μL,细菌67.32/μL;血培养及药敏:大肠埃希菌(+),超广谱β内酰胺酶(+),对"哌拉西林/他唑巴坦、亚胺培南、厄他培南、头孢替坦、阿米卡星、呋喃妥因"敏感;尿培养:无细菌生长;HbA$_{1C}$:9.4%;OGTT及C肽释放试验结果如表5-4所示。

表 5-1　OGTT 及 C 肽释放试验结果

项目	0 min	30 min	60 min	120 min	180 min
血糖(mmol/L)	8.3	10.8	12.1	17.3	18.4
C 肽(ng/mL)	0.81	1.19	1.25	1.53	2.80

肌电图:四肢被检神经周围运动及末梢感觉传导功能异常。

三、诊治经过

根据病史、体格检查、实验室及影像学检查初步诊断为:2 型糖尿病并周围神经病变,尿路感染。

糖尿病患者机体抵抗力下降,若血糖控制不理想,极易反复感染,故降糖、抗感染治疗为重中之重。改变原降糖方案,予"30/70 混合重组人胰岛素",治疗总剂量 30 U/d(0.45 U/kg),空腹血糖控制于 4.6~7.2 mmol/L,餐后血糖控制于 6.7~8.1 mmol/L。同时,根据药敏结果予"亚胺培南/西司他丁针 0.5 g,每 8 h,静脉滴注"治疗 16 d。尿路刺激征好转,体温正常,复查血尿常规正常,多次血培养示无细菌生长,院外口服"呋喃妥因片 100 mg/次,1 次/d"。2 周后复查血尿常规正常,遂停药。

停药 2 d 后,于 2014 年 8 月 26 日再次出现发热,体温波动于 38~39 ℃,伴尿频、尿急、尿痛。急诊入院,查血常规:WBC 18×10⁹/L,N 80.9%,LY 10.4%;尿常规:亚硝酸盐(+),隐血(+),葡萄糖(+++),白细胞(+),白细胞计数 535.26/μl,细菌 396.66/μl;血培养及药敏结果同首次入院。

患者首次入我院根据药敏结果抗感染治疗 1 个月,尿路刺激征好转、体温正常且血糖控制良好,然而停用抗生素后尿路感染仍再次发作。原因何在?回顾病史,患者有周围神经病变的临床表现,神经传导功能异常,应考虑是否同时存在神经源性膀胱。影像尿动力学是评估神经源性膀胱尿路功能障碍及其病理生理改变的"金标准",故行 X 射线尿流动力学检查,结果示:低平间断尿流率曲线,最大尿流率降低,残余尿量约 150 mL。此外,男性尿路感染应排除前列腺肥大、尿路梗阻等导致膀胱排空能力下降的其他原因。进一步行泌尿系彩超、CT 尿路造影,结果示:双肾、输尿管、膀胱及前列腺未见明显异常;双侧肾盂、肾盏充盈良好,未见明显扩张,双侧输尿管断续显影,膀胱充盈良好。根据药敏结果予"亚胺培南/西司他丁针 0.5 g,每 8 h 1 次,静脉滴注"治疗 23 d,尿路刺激征消失、体温正常、血培养多次提示无细菌生长,停静脉抗感染治疗,院外予"呋喃妥因片 100 mg,每天 1 次""复方磺胺甲噁唑片 200 mg,每天 1 次",两种抗生素轮流口服,每 7 d 更换 1 次,持续 3 个月。同时,训练、指导患者每隔 2~4 h 定时排尿 1 次并予抗氧化(α-硫辛酸)、营养神经(甲钴胺片)等治疗。

随访转归:出院 1 个月内每半月复查血、尿常规,肝、肾功能,之后每月复查 1 次上述指标,结果均正常。随访 3 年,无再次复发。

四、最终诊断

1. 2 型糖尿病合并周围神经病变:神经源性膀胱。

2. 复发性尿路感染。

五、总结讨论

尿路感染是指各种病原体微生物在尿路中生长、繁殖引起的炎症性疾病。根据感染发生部位,将尿路感染分为上尿路感染和下尿路感染;根据有无尿路结构或功能的异常,将尿路感染分为复杂性和非复杂性尿路感染[1]。复杂性尿路感染(cUTIs)主要见于泌尿系统解剖和(或)结构异常、基础肾病变和全身性病变致机体抵抗力降低的个体[1,2],如长期糖尿病病史者,机体抵抗力降低,且可合并肾病变、神经源性膀胱,多为 cUTIs;男性尿路感染常与前列腺肥大、结石、尿路梗阻等导致的膀胱排空能力减退有关,亦多为 cUTIs。此外,根据尿路感染发生的次数,将 6 个月内发作 ≥2 次或 1 年内发作 ≥3 次称为复发性尿路感染(rUTIs)。

糖尿病患者合并尿路感染的发生率明显高于非糖尿病患者,且易反复感染,可能的原因如下:①高血糖使中性粒细胞的游走、吞噬、杀菌能力降低,细胞免疫等多种防御功能缺陷,无法有效杀灭细菌。②尿路细胞活素减少,细菌对尿路上皮细胞的黏附力增加。③血糖控制不佳时,尿中含大量葡萄糖,给细菌生长繁殖提供可乘之机。④糖尿病合并神经源性膀胱造成膀胱排尿功能下降,使细菌容易经尿道上行至膀胱,甚至输尿管和肾盂,停留在尿道内生长繁殖,导致反复感染[1]。

典型尿路刺激征,清洁中段尿细菌定量培养 $\geq 10^5$/mL 即可诊断尿路感染[1]。本病例的病史特点为中年男性,糖尿病并神经源性膀胱,尿路感染反复发作。多次尿培养提示无细菌生长可能与长时间抗感染治疗有关。因长期糖尿病病史且合并神经源性膀胱,诊断 cUTIs;多次出现症状缓解停药后发作,诊断 rUTIs。结合病史和检查结果分析,该患者尿路感染初期仅为 cUTIs,后病原菌经逆行感染途径引起上尿路感染,并反复迁延,从而演变成 rUTIs。因此,治疗可从 cUTIs 和 rUTIs 两方面入手。

就 cUTIs 的治疗而言,抗菌药物的选择及应用时程应根据临床反应、细菌培养和药敏试验结果及时进行修正治疗方案。其治疗需注意以下几点[1,3]:口服抗生素对由超广谱 β 内酰胺酶(ESBLs)导致的菌血症性 cUTIs

一般无效;大部分菌属对呋喃妥因仍然敏感;感染严重或出现菌血症时,考虑静脉应用抗生素,推荐氨基糖苷类药物+/−阿莫西林,或者二代/三代头孢或广谱青霉素+/−氨基糖苷类药物,疗程 7～14 d,视疾病治疗效果可延长至 21 d。

就 rUTIs 的治疗而言,欧洲泌尿外科学会(EAU)指南推荐长时程低剂量抑菌疗法[4],将抗菌药物定期交替使用,如治疗过程中,发现另一种细菌感染,则应参考药敏重新选抗菌药并继续长时程低剂量抑菌治疗[1]。EAU 近年发布的尿路感染指南将长时程低剂量抑菌疗法的证据级别及强度等级逐渐提升,提示长时程低剂量抑菌疗法在 rUTIs 治疗中越来越得到认可。用药可选方案包括:"复方磺胺甲噁唑 200～400 mg,每天 1 次"或"呋喃妥因 50～100 mg,每天 1 次"或"氧氟沙星 200 mg 每天 1 次"每 7～10 天更换一次口服药物,连用 3～6 个月[1,4]。妊娠期间可选用"头孢氨苄 125～250 mg 每天 1 次"或"头孢克洛 250 mg 每天 1 次"口服[4]。症状消失、尿菌阴性、疗程结束后 2 周、6 周复查尿菌仍阴性为治愈[1]。复方磺胺甲噁唑中的磺胺甲噁唑和甲氧苄啶两药具有协同抗菌活性,可减少耐药菌株产生,加之价格低、活性强,故多用于尿路感染的长时程疗法[5]。呋喃妥因作用于细菌糖代谢影响其繁殖和生存能力,与其他抗生素作用机制不同,很少产生交叉耐药性;且其在尿中浓度高,长期治疗过程中可持续保持有效抑菌浓度。需注意的是肾功能不全禁用呋喃妥因,故使用过程中要监测肾变化,随访肾功能以及时调整剂量。综上,我们选用复方磺胺甲噁唑和呋喃妥因进行治疗。

除积极控制感染外,神经源性膀胱引起的排尿功能下降可导致尿路感染反复迁延,亦不容忽视。目前针对糖尿病神经源性膀胱治疗措施主要有[6]:①控制血糖、营养神经、抗氧化等治疗促进支配膀胱尿道的神经功能恢复;②对轻度膀胱尿道功能障碍者进行膀胱行为训练,不论有无尿意均应每隔 2～4 h 定时排尿 1 次,可用 Crede 法压迫下腹部,协助将尿液排尽;③对大量残余尿且有上尿路损伤、定时排尿效果欠佳者可配合间歇性清洁导尿或其他方式排空膀胱。此外,肠道膀胱扩大术、膀胱壁 A 型肉毒素注射术等可提高神经源性膀胱尿道功能障碍者的排尿效果,但远期疗效尚待进一步证实。

该患者的病情演变给我们以下重要提示:①合并尿路感染的糖尿病患者若并发神经源性膀胱等尿流动力学改变均应警惕 rUTIs,应针对药敏结果积极进行抗感染治疗并及时采用长时程、低剂量抑菌疗法。同时,在此过程中密切随访,观察药物的疗效和副作用。②控制血糖、营养神经、抗氧化治疗是防治糖尿病神经源性膀胱的基础;改善尿流动力学、避免或减少残余尿量是防治糖尿病神经源性膀胱合并 rUTIs 的重要举措。总之,糖尿病合并

rUTIs 的治疗应遵循早诊断、重预防的原则。临床医生对该疾病认识的提高、以恢复或接近生理排尿为目标的新型药物的研发及治疗手段的不断扩展对该类患者的预后和生活质量的保障均有重要意义。

参考文献

[1]陈灏珠,林果为,王吉耀.实用内科学[M].14 版.北京:人民卫生出版社,2013:2237-2243.

[2]FLORES-MIRELES A L,WALKER J N,CAPARON M,et al. Urinary tract infections:epidemiology,mechanisms of infection and treatment options[J]. Nat Rev Microbiol,2015,13(5):269-284.

[3]尿路感染诊断与治疗中国专家共识编写组.尿路感染诊断与治疗中国专家共识(2015 版)——尿路感染抗菌药物选择策略及特殊类型尿路感染的治疗建议[J].中华泌尿外科杂志,2015,36(4):245-248.

[4]European Association of Urology Guidelines on Urological Infections [EB/OL].http://uroweb. org/guideline/urological-infections/#3,last accessed 9 April 2018.

[5]HARRABI H. Uncomplicated urinary tract infection[J]. N Engl J Med,2012,367(2):185.

[6]European Association of Urology Guidelines on Neuro-Urology[EB/OL].http://uroweb. org/wp-content/uploads/15-Neuro-Urology_2017_web.pdf,last accessed9 April 2018.

(撰写者:张好好;指导老师:秦贵军)

青少年发病的糖尿病

一、病史与查体

患者,男,14 岁,以"发现血糖高 4 个月余"为主诉于 2014 年 2 月入院。患者于 4 月余前在当地医院体检测空腹血糖 7.8 mmol/L、餐后 2 h 血糖 10.5 mmol/L,无口渴、多饮、多尿和体重下降,无手足麻木、视物模糊,诊断为"糖尿病",未治疗,未控制饮食。3 个月前当地中心医院复测空腹血糖 7.6 mmol/L、餐后 2 h 血糖 10.2 mmol/L,骨龄片符合 14 岁,诊断为"2 型糖尿病",予"格列吡嗪控释片 5 mg,每天 1 次",偶测空腹血糖波动于 7.3 ~ 7.9 mmol/L。半月前测空腹血糖 7.6 mmol/L,遵医嘱加用"二甲双胍 0.5 g,每天 1 次"。现以"糖尿病:MODY? 线粒体糖尿病?"为诊断收入院。发病以来,神志清,精神可,食欲、睡眠正常,大小便正常,近 4 个月体重无变化。

既往体健,系第一胎,足月,顺产,无产伤、产后窒息史,生长发育与同龄人无明显差异。祖母患"糖尿病",祖父患"高血压病",外祖母患"糖尿病",外祖父体健,母亲患"糖尿病",父亲体健,独生子,无其他家族性遗传病史。

查体:T 36.2 ℃,P 78 次/min,R 16 次/min,BP 138/86 mmHg,H 148.5 cm,Wt 39 kg,BMI 17.7 kg/m^2。发育正常,营养中等。皮肤黏膜无黄染,浅表淋巴结未触及。听力粗测正常。甲状腺未触及。心肺无异常。腹部无压痛。双下肢无水肿。高级智能粗测与同龄人无差。

二、实验室及影像学检查

入院后查血、尿、粪常规,肝功能,肾功能,血脂,甲状腺功能、24 h 尿微量白蛋白无异常;糖尿病相关抗体:GAD-Ab 27 IU/mL(1 ~ 40)、IAA 1.5 (<5%)、ICA 8.1 IU/mL(1 ~ 10);HbA1c 6.3%(4 ~ 6.5);生长激素激发试验:0 min 12.2 ng/mL、15 min 23.6 ng/mL、30 min 45.6 ng/mL、60 min 41.1 ng/mL、90 min 23.6 ng/mL;OGTT+胰岛素、C 肽释放试验结果见表 5-2。声导抗及纯音听阈检查无异常;骨龄片符合男孩 14 岁;心电图无异常,腹部及泌尿系彩超无异常。

表5-2 OGTT及胰岛素、C肽释放试验结果

项目	0 min	30 min	60 min	120 min	180 min
血糖(mmol/L)	8.9(3.9~6.1)	11.0	13.4	13.3	9.5
胰岛素(μU/mL)	5.2(2.5~7.1)	11.5	28.5	55.0	18.3
C肽(ng/mL)	1.21(0.78~5.19)	2.2	4.4	8.5	4.7

三、诊治经过

结合患者的病史、体征、家族史及辅助检查结果,临床特点如下:①青少年起病,发病年龄为14岁;②无酮症倾向,不依赖于胰岛素控制血糖;③有三代糖尿病家族遗传史,其母亲、祖母、外祖母均患"糖尿病",发病呈家族聚集倾向;④糖尿病相关抗体阴性,OGTT释放试验结果提示胰岛素分泌不足综合以上临床特点,该患者糖尿病可确诊,分型考虑MODY可能性较大,但确诊有赖于基因检测。

进一步分析,该患者体型偏瘦(BMI,17.7 kg/m²),无"三多"症状,无脂代谢紊乱,无发热、腹痛、腹泻,尿常规、血肌酐、血尿素、肾小球滤过率、24 h尿微量白蛋白、肾彩超均提示无肾损害,无肾发育畸形,无肝功能障碍,结合不同MODY亚类的临床特征,推测MODY 2可能性大。MODY 2系葡萄糖激酶(GCK)基因突变所致,进一步完善GCK突变基因及家系内成员的GCK基因突变检查,结果示该患者为GCK基因杂合突变(c.1174 G>T,391:Met→Arg)(图5-1),家系内成员的GCK基因突变符合常染色体显性遗传规律(图5-2)。至此,MODY 2可确诊。

治疗方面,因儿童期的MODY 2患者对口服降糖药及胰岛素的反应性较低,宜进行饮食控制,入院后停用降糖药物,嘱患者控制饮食,空腹血糖控制在7 mmol/L左右,餐后2 h血糖控制在10 mmol/L左右。出院3个月后门诊复查,空腹血糖7.4 mmol/L,糖化血红蛋白5.7%;出院6个月后随访患者,空腹血糖6.6 mmol/L,糖化血红蛋白5.6%。

另外,患者身高较同龄人偏低,但生长激素激发试验正常,出院3个月后门诊测H 150 cm、Wt 40 kg,身高及体质量增加在正常范围内。

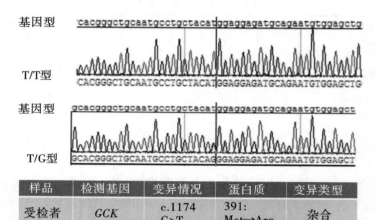

样品	检测基因	变异情况	蛋白质	变异类型
受检者	*GCK*	c.1174 G>T	391: Met→Arg	杂合

图 5-1　患者 *GCK* 基因突变

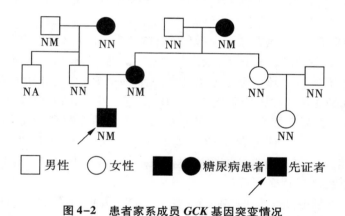

图 4-2　患者家系成员 *GCK* 基因突变情况

NN:无突变个体;NM:*GCK* 突变杂合子个体;NA:未检测基因型个体

四、最终诊断

青少年发病的成人型糖尿病 2 型(MODY 2)。

五、总结讨论

青少年发病的成人型糖尿病(maturity-onset diabetes of the young, MODY)是一组常染色体显性遗传的特殊类型糖尿病,以发病年龄早(通常<25 岁)、胰岛 B 细胞功能缺陷为特征,具有高度遗传和临床表现型异质性的

单基因疾病,其患病率占总糖尿病人群的 1% ~ 2%[1]。MODY 胰岛素分泌不足程度介于 1 型糖尿病(T1DM)及 2 型糖尿病(T2DM)之间,临床表现又具有两者的某些特点,构成了糖尿病疾病谱的中间过度类型,临床诊疗中极易误诊。当患者临床表现倾向于 T2DM,但有多代遗传的糖尿病家族史(至少 2 ~ 3 代),尤其是早发糖尿病的家族史,且呈常染色体显性遗传,应当怀疑 MODY;对于临床表现倾向于 T1DM 的年轻患者,而胰岛自身抗体阴性、C 肽水平尚可测得,仍需考虑 MODY。另外,妊娠期发生的糖尿病比较复杂,需与 MODY 相鉴别,5% 可能是 MODY[2]。线粒体糖尿病临床上有以下特征:母系遗传;发病年龄多在 40 岁以前;常伴神经性耳聋;血清乳酸或乳酸/丙酮酸比值升高;进行性胰岛素分泌缺陷,常需胰岛素治疗。对于临床观察怀疑 MODY 的患者应行单基因糖尿病的基因检测进一步明确诊断。MODY 与 T1DM、T2DM 及线粒体糖尿病的鉴别详见表 5-3[1,3]。

表 5-3　T1DM、T2DM、线粒体糖尿病和 MODY 临床特征的比较

特点	1 型糖尿病	2 型糖尿病	线粒体糖尿病	MODY
发病高峰年龄	5 ~ 15 岁	>40 岁	<45 岁	<25 岁
起病方式	急,症状明显	隐匿,症状较轻	隐匿,症状较轻	隐匿,症状较轻
体型	多消瘦	肥胖	非肥胖	非肥胖
酮症倾向	常见	不常见	不常见	极少
胰岛素依赖	依赖	不依赖	不依赖	不依赖
自身抗体	阳性	阴性	阴性	阴性
遗传方式	多基因遗传	多基因遗传	线粒体基因突变	单基因遗传
病理生理	胰岛 B 细胞自身免疫损害致胰岛素分泌绝对不足	胰岛素抵抗及胰岛素分泌相对不足	胰岛 B 细胞分泌功能进行性衰退,胰岛素抵抗多不明显	胰岛素分泌不足

　　根据目前已知的致病基因,MODY 可分为 14 种亚类(MODY 1 ~ 14)[4,5],其中 MODY 1 ~ 3 型最常见,分别为肝细胞核因子 4α(HNF4α)、葡萄糖激酶(GCK)、肝细胞核因子 1α(HNF1α)基因突变,MODY 2 约占 MODY 患者的 30% ~ 50%。MODY 各亚型的主要特征详见表 5-4。

表 5-4　MODY 1~14 型的主要特征

类型	致病基因	主要特征	治疗
MODY1	HNF4α	高血糖,常伴脂代谢紊乱,三酰甘油水平降低	磺脲类/胰岛素
MODY2	GCK	发病早,病情轻,可仅表现为糖耐量异常	饮食控制
MODY3	HNF1α	"三多"症状明显,可伴肾损害	磺脲类
MODY4	IPF1	血糖升高时可伴发热、腹痛和腹泻,常合并胰腺外分泌功能障碍	饮食控制/胰岛素
MODY5	HNF1β	肾发育畸形(如肾囊肿)、女性泌尿生殖道畸形、肝功能障碍	胰岛素
MODY6	NEUROD1	20 岁左右起病,血清胰岛素低,C 肽测不出,少量患者可出现超重或肥胖,可有不同程度的糖尿病并发症	胰岛素
MODY7	KLF11	胰岛素分泌不足,血清胰岛素和血糖水平随时间波动大,胎儿可出现宫内发育迟缓	磺脲类
MODY8	CEL	粪便中弹性蛋白酶缺乏、胰腺发育不良和胰腺外分泌功能障碍,一些患者常伴有轻微腹痛和稀便	胰岛素
MODY9	PAX4	表现为多尿和多食,血糖升高,尿酮体可呈阳性	饮食控制/胰岛素
MODY10	INS	发病年龄较早,临床表现较轻,饮食调整即可较好控制血糖,少数需要胰岛素治疗	饮食控制/口服药物/胰岛素
MODY11	BLK	肥胖或超重较其他型突出,可同时合并系统性红斑狼疮	胰岛素/口服药物
MODY12	ABCC8	临床特征多变,家族中可出现新生儿糖尿病	磺脲类
MODY13	KCNJ11	临床特征多变,家族中可出现新生儿糖尿病,一般表现为胰岛素分泌高峰延迟	磺脲类
MODY14	APPL1	多 30 岁以后起病,也有青少年起病者,多超重或肥胖	饮食控制/胰岛素/口服药物

　　本例患者为葡萄糖激酶(GCK)基因杂合突变,隶属于 MODY2,系 GCK 基因突变所致。编码 GCK 的基因位于 7 号染色体短臂,由 12 个外显子和 11 个内含子组成。GCK 由 465 个氨基酸组成的分子为 50 000 的单体蛋白,是 4 个己糖激酶异构体之一,是葡萄糖代谢的第一个限速酶,催化葡萄糖磷酸化为 6-磷酸葡萄糖。GCK 主要在胰腺、肝和部分神经元、肠细胞中表达,已证实 GCK 是糖代谢通路的重要组成部分,在维持血糖稳态过程中起关键作用。肝细胞和胰岛 B 细胞 GCK 基因启动子的差异导致其组织特异性表达和活性调节也有所不同。GCK 在胰岛 B 细胞中起着葡萄糖感受器的作用:空腹时 GCK 处于失活状态,进餐后血糖升高,激活 B 细胞内的 GCK 并启动葡萄糖

分解代谢,产生大量 ATP,触发胰岛素释放入血,而在肝中表达的 GCK 主要作用是促进葡萄糖在肝储存为糖原。*GCK* 基因的双等位突变可引起永久性新生儿糖尿病,而杂合突变则引起 GCK 酶活性部分下降,基础血糖水平上升并发生 MODY2[6]。

一般认为空腹血糖升高是 MODY2 的固有特征,许多患者可以长期保持糖耐量受损或轻度空腹高血糖。MODY2 病情进展缓慢,因血糖升高而引起的临床症状较轻,微血管并发症包括糖尿病视网膜病变、糖尿病肾病较少见且预后很好,而大血管并发症相关的危险因素如高血压、肥胖、血脂紊乱等也较少在 MODY2 患者聚集,故与之相关的心脑血管并发症也较少见。治疗上约 2/3 的 MODY2 患者不依赖降糖药物治疗,单靠控制饮食以及适当的运动即可获得良好的血糖控制。另外 1/3 的患者对磺脲类降糖药有效,除妊娠期患者外,一般无须胰岛素治疗。然而,当胰岛素分泌和肝糖原产生异常时,胰岛素是唯一的治疗方法。未来,GCK 激活剂类药物也可能用于治疗MODY2。儿童期的 MODY2 患者无须治疗,其对口服降糖药及胰岛素的反应性较低,宜进行饮食控制。本例患者发现血糖升高 4 个月余,予格列吡嗪控释片及二甲双胍降糖治疗,血糖控制差,入我院后停用降糖药物,给予糖尿病宣教,嘱控制饮食及规律运动,空腹血糖控制在 7 mmol/L 左右,餐后 2 h血糖控制在 10 mmol/L 左右。在后续随访中发现,患者单纯饮食治疗血糖得到良好控制,血糖水平无进行性加重趋势。

综上,MODY 表现为遗传异质性,其家系中携带突变基因的健康成员的患病风险高达 95%,同一家系的患者临床表现高度相似,不同表型差异较大,且不同 MODY 亚型取得最佳降糖效果的措施有所不同,预后也不同,因此,对 MODY 亚型的识别至关重要。对符合 MODY 临床表现的家系先证者进行直接测序可以确定突变的存在及疾病的亚型,从而制订治疗方案及评估疾病预后;对家系中未发病的突变携带者早期生活方式干预、监测和追踪病情,可延缓甚或逆转疾病发生。近年来发现越来越多的 MODY 患者并不符合其典型临床特征,其临床表现更趋于多样化,明确诊断更加依赖于基因筛查。在精准医学理念下,基于新一代测序技术的单基因糖尿病基因检测将大大提高其诊断的准确性,通过临床观察被怀疑为 MODY 的患者应接受单基因糖尿病的基因检测,从而确认 MODY 亚型并指导治疗。

参考文献

[1]陈家伦.临床内分泌学[M].青少年的成人型糖尿病.上海:上海科学技术出版社,2011:957−961.

[2]THANABALASINGHAM G I,OWEN K R. Diagnosis and management

of maturity onset diabetes of the young（MODY）[J]. BMJ,2011,343:d6044.

［3］廖二元.内分泌与代谢病学[M].3 版.北京:人民卫生出版社,2012:1297-1299.

［4］周姣姣,李鸿.MODY 研究新进展[J].国际内分泌代谢杂志,2013;(33)4:250-254.

［5］SABRINA PRUDENTE, PRAPAPORN JUNGTRAKOON, ANTONELLA MARUCCI,et al. Loss－of－Function Mutations in APPL1 in Familial Diabetes Mellitus[J]. The American Journal of Human Genetics,2015,97:177-185.

［6］CHAKERA A J, STEELE A M, GLOYN A L, et al. Recognition and management of individuals with hyperglycemia because of a heterozygous glucokinase mutation[J]. Diabetes Care,2015,38(7):1383-1392.

（撰写者:王娇;指导老师:秦贵军）

突发寒战、高热伴口渴、多饮、多尿

一、病史与查体

患者,男,32岁,以"间断发热10 d,发现血糖升高7 d余"为主诉入院。患者于10 d前无明显诱因出现发热,自测体温39.1 ℃,伴全身乏力、畏寒、寒战、口渴、多饮等不适,至当地诊所给予退热、抗病毒、抗生素等对症治疗(具体不详),3 d后体温逐渐降至37.5 ℃,仍伴乏力、口渴、多饮等不适症状,遂至当地市级医院治疗,完善相关检查,生化示:钾6.3 mmol/L,血糖26.0 mmo/L;尿常规示:葡萄糖3+,酮体2+。C肽释放试验:空腹0.05 ng/mL,30 min 0.07 ng/mL,1 h 0.06 ng/mL,2 h 0.04 ng/mL,3 h 0.04 ng/mL;立即给予退热、补液、纠正电解质紊乱等对症支持治疗,并给予胰岛素泵控制血糖,血糖仍控制欠佳,今为进一步查明病因至我院就诊,测随机血糖21.1 mmol/L,门诊以"糖尿病"收入我科。发病以来,神志清,精神尚可,饮食及睡眠欠佳,大小便基本正常,体重无明显变化。

既往体健,无高血压、糖尿病病史,否认家族类似疾病史。

查体:T 36.5 ℃,P 80次/min,R 20次/min,BP 125/65 mmHg,H 1.71 m,Wt 75.2 kg,BMI 25.72 kg/m^2,神志清,精神可,体型偏胖。全身皮肤黏膜无黄染,毛发分布正常,皮下无水肿,无肝掌、蜘蛛痣。心肺听诊无异常。腹平坦,腹部无压痛、反跳痛,腹部柔软、无包块,肝脾肋缘下未触及。

二、实验室及影像学检查

血常规、大便常规、电解质、肾功能、血脂、凝血功能、甲状腺功能、抗甲状腺抗体正常范围;传染病四项阴性。

空腹葡萄糖12.53 mmol/L。

尿常规:酮体3+,葡萄糖3+。

肝功能:ALT 127 U/L(0~40),AST 53 U/L(0~40),GGT 147 U/L(0~58)。

血气分析:PH 7.40(7.35~7.45),Glu 19.90 mmol/L(3.9~6.1),Lac 1.90 mmol/L(0.5~1.7),SBE -0.90~0.90 mmol/L(-3~+3),ABE -0.50 mmol/L(-2~+3),SBC 23.60 mmol/L(22~27),AG 17.30 mmol/L(8~16)。

糖化血红蛋白 7.10%（高效液相色谱法 4% ~6.5%）。

胰岛 B 细胞自身抗体：GAD-Ab 0.41 IU/L(0~1)，IA-2A 0.45(0~1)，IAA 0.39%(0~1)，ICA 0.37 IU/mL(0~1)，ZnT-8 0.41(0~1)。

尿淀粉酶 2 473.00U/L(0~1 000)；血淀粉酶 270.00U/L(0~200)；血脂肪酶 951.10U/L(13~60)。

病毒全套：EBV-IgG 阳性(+)，CMV-IgG 阳性(+)，CVB-IGM 阳性(+)。

24 h 尿微量白蛋白：尿量 2.90 L/24 h，尿微量白蛋白总量 <14.50 mg(0~30)。

腹部彩超：肝弥漫性回声改变，考虑脂肪肝（胰腺大小形态正常，回声均匀）。

上腹部 MRI：肝右叶小囊肿（胰腺形态及信号未见明显异常）。

颈部及双下肢动脉彩超：未见明显异常。

三、诊治经过

患者中年男性，因高热就诊，给予抗病毒治疗后，体温逐渐降至正常，仍伴乏力、口渴、多饮等不适症状，至当地医院查血糖 26.0 mmol/L，尿酮体 2+，胰岛功能极差，立即按糖尿病酮症酸中毒给予补液、降糖、纠正电解质紊乱等治疗。患者血糖波动较大，遂于发病 10 d 后来我院查空腹血糖 12.53 mmol/L，尿酮体 3+，无酸中毒；糖化血红蛋白 7.10%（无明显升高）；胰岛 B 细胞自身抗体阴性；柯萨奇病毒阳性；血、尿淀粉酶，血脂肪酶明显升高；转氨酶升高；影像学胰腺、肝无明显异常。患者无糖尿病病史，考虑为暴发性 1 型糖尿病。给予补液、护肝治疗，并予胰岛素泵持续皮下胰岛素输注（起始剂量：基础 28 U，早、中、晚餐时分别为 10 U、10 U、10 U），根据血糖水平调整胰岛素用量，输注 7 d 后，患者血糖平稳达标（调整后剂量：基础 30 U，早、中、晚餐时分别为 14.5 U、11 U、10 U）。

入院 1 周后复查尿常规酮体转阴，空腹 C 肽 <0.01 ng/mL（0.79~4.8），仍处于极低水平，血淀粉酶 193.00 U/L，降至正常范围，尿淀粉酶 2 277.00 U/L，较前降低。

患者出院后，持续胰岛素泵降糖，血糖控制尚可。

四、最终诊断

暴发性 1 型糖尿病。

五、总结讨论

暴发性 1 型糖尿病（fulminant type 1 diabete mellitus，F1DM）是日本学者

Imagawa 等于 2000 年提出的 1 型糖尿病中的特发性糖尿病亚型[1]，以胰岛 B 细胞超急性、完全不可逆性破坏为主要特征，临床表现为血糖急骤升高，糖尿病酮症酸中毒进展迅速，病情凶险，死亡率高，误诊率高，是内分泌少见的急危重症。

暴发性 1 型糖尿病确切的患病情况尚不清楚，目前该病例的报道多集中在东亚人群，美国土著人及高加索人中迄今为止未见报道。黄种人的发病率高于白种人。在日本报道占 1 型糖尿病的 15%～20%，而且有季节性发病的特点，以 5～6 月份发病率最高[2]。我国继中南大学湘雅二院首先报道 4 例后[3]，目前各地均有病例报告，发病率占 1 型糖尿病的 2.7%～10%，且患者起病年龄显著高于经典 1 型糖尿病，平均(27.89±7.46)岁。

目前国际上对于暴发性 1 型糖尿病诊断尚无统一标准，一般参考 2007 年 Toshiaki[4] 提出的诊断标准：以下发现强烈提示暴发性 1 型糖尿病：①高血糖症状出现 1 周内发生酮症或酮症酸中毒；②首次检查血糖>16.0 mmol/L。如同时具备以下 3 条可诊断：①高血糖症状出现后迅速(7 d 左右)发生酮症或酮症酸中毒；②首次检查血糖>16.0 mmol/L，并且糖化血红蛋白<8.5%；③尿液 C 肽分泌<10 μg/d 或快速血清 C 肽<0.01 nmol/L 且在静脉使用胰高血糖素负荷(或餐后)<0.17 nmol/L。暴发性 1 型糖尿病的其他表现可有：①起病前常有前驱症状如发热、上呼吸道感染、消化道症状等；②胰岛 B 细胞自身抗体如 GAD-Ab、IAA、ICA 等均为阴性；③多数患者可有血清胰酶(脂肪酶、淀粉酶)、转氨酶升高；④此病可在妊娠期间或产后迅速产生[5]。

本病例成人起病，既往无血糖异常史，起病前有病毒感染史和发热等前驱症状，自发现血糖高迅速发展至酮症酸中毒；糖化血红蛋白无明显升高(<8.5%)，提示血糖升高时间较短；代谢紊乱严重；病程中血清淀粉酶、尿淀粉酶、脂肪酶升高，但胰腺影像学未见异常，予降糖治疗后胰酶逐渐恢复正常；出现转氨酶升高；血清 C 肽极低，酮症纠正后复查无明显好转；胰岛 B 细胞自身抗体检查均阴性；胰岛素治疗过程中，血糖波动较明显，受到饮食、活动、情绪、睡眠等因素影响。根据以上临床特点结合上述诊断标准诊断为暴发性 1 型糖尿病。

目前对于暴发性 1 型糖尿病的病因及发病机制尚不十分清楚，普遍认为可能与遗传易感性、自身免疫、病毒感染及妊娠有关：①HLA 基因被确认是经典 1 型糖尿病最重要的遗传易感基因，但其与暴发性 1 型糖尿病的相关性尚不明确。日本研究发现 HLA DR4-DQ4 基因型在暴发性 1 型糖尿病患者中出现的频率为 41.8%，明显高于经典 1 型糖尿病患者(22.8%)和正常对照人群(12.1%)[6]。Nakanish 等研究证实 HLA-A24、QOA1＊03、DR9 三者同时出现是 β 细胞完全丧失的独立危险因子，可致暴发性起病和早期胰岛 B

细胞完全破坏[7]。②暴发性 1 型糖尿病起病时虽然胰岛自身抗体阴性,但后来发现在该类患者中有 GAD-Ab 转阳、胰岛炎以及外周血 DAD 反应性 T 细胞增多,提示至少部分患者的发病与自身免疫有关。③大部分暴发性 1 型糖尿病发病前 2 周有病毒感染史,目前在患者体内分离出的病毒有柯萨奇病毒、埃可病毒、人类疱疹病毒 6[8],提示病毒感染可能与发病有关。④另外有研究证实几乎所有在妊娠期间初发的 1 型糖尿病均为暴发性 1 型糖尿病,且与妊娠无关的生育年龄暴发性 1 型糖尿病相比较,症状更重,预后更差[2]。

综上,暴发性 1 型糖尿病呈超急性起病,发病初始多表现为口渴、感冒样症状、消化道症状且伴有胰酶升高,容易误诊为急性胰腺炎等消化系统疾病,如未及时诊断和治疗,常导致患者在短期内死亡。鉴于此,为提高临床医生对暴发性 1 型糖尿病及时正确的诊疗,就该病鲜明的临床特征总结如下:①发病急骤,进展迅速,患者从出现"三多一少"症状发展为酮症酸中毒的时间一般在 1 周以内,平均 4.4 ± 3.1 d。②由于病程非常之短,出现血糖与糖化血红蛋白分离,一般空腹血糖>16.0 mmol/L,餐后血糖>30.0 mmol/L,而糖化血红蛋白一般<8.5%。③起病时有严重的代谢紊乱,90% 以上的暴发性 1 型糖尿病以酮症酸中毒起病,约半数起病时即有严重的意识障碍。高血糖、酮症酸中毒、血电解质紊乱比经典 1 型糖尿病更严重。④胰岛功能极差,起病时胰岛 B 细胞功能几近完全丧失,无论在空腹、餐后 2 h 或胰高血糖素刺激后,血 C 肽值均在极低水平,且起病后多年 C 肽水平较起病初没有明显的改善,需长期胰岛素治疗。⑤胰岛 B 细胞自身抗体检测常为阴性。⑥胰腺外分泌受损,血清胰酶增高,与代谢紊乱的程度相关,但无急性胰腺炎的影像学及病理学改变,且胰酶下降与抑制胰酶的治疗无相关性,降糖治疗后逐渐恢复正常。另有多数伴转氨酶及肌酶升高,甚至发生多器官功能障碍。⑦大多数患者在起病前 2 周有前驱病毒感染史,感冒症状占 71.7%,腹部症状占 72.5%[9],妊娠合并暴发性 1 型糖尿病比非妊娠患者临床症状更严重,死胎发生率更高[10]。

患者一旦拟诊为暴发性 1 型糖尿病,应积极按照酮症酸中毒治疗原则抢救治疗,严密监测生命体征、意识状况、脱水情况等临床表现,还需严密监测血糖、尿酮体、血气分析、肝功能、肾功能、胰酶、肌酶等生化指标。降糖治疗后,胰酶一般 2~3 周能恢复正常。待急性期过后改为皮下胰岛素治疗。得该病的患者胰岛功能极差,且呈不可逆损害,须终身依赖胰岛素治疗,血糖受活动、情绪、睡眠等因素影响,波动较大,控制困难。日本 5 年随访研究显示暴发性 1 型糖尿病微血管并发症及急性并发症的发生率均明显高于经典 1 型糖尿病[11]。

参考文献

[1]IMAGAWA A, HANAFUSA T, MIYAGAWA J, et al. A novel subtype of type 1 diabetes mellitus characterized by a rapid onset and an absence of diabetes-related antibodies. Osaka IDDM Study Group[J]. N Engl J Med, 2000, 342(5):301-307.

[2]IMAGAWA A, HANAFUSA T, UCHIGATA Y, et al. Fulminant type 1 diabetes: a nationwide survey in Japan [J]. Diabetes Care, 2003, 26 (8): 2345-2352.

[3]张弛, 周智广, 张冬梅, 等. 急骤起病伴胰酶增高的 1 型糖尿病临床和免疫学特征[J]. 中华医学杂志, 2005, 859-67.

[4] HANAFUSA T, IMAGAWA A. Fulminant type 1 diabetes: a novel clinical entity requiring special attention by all medical practitioners [J]. Nat ClinPractEndocrinolMetab, 2007, 3(1):36-45.

[5]陈家伦. 临床内分泌学 [M]. 上海: 上海科学技术出版社, 2011: 985-986.

[6]IMAGAWA A, HANAFUSA T, MAKINO H, et al. High titres of IgA antibodies to enterovirus in fulminant type-1 diabetes[J]. Diabetologia, 2005, 48 (2):290-293.

[7]NAKANISHI K, INOKO H. Combination of HLA-A24, -DQA1*03, and -DR9 contributes to acute-onset and early complete beta-cell destruction in type 1 diabetes: longitudinal study of residual beta-cell function[J]. Diabetes, 2006, 55(6):1862-1868.

[8] IMAGAWA A, HANAFUSA T, UCHIGATA Y, et al. Different contribution of class II HLA in fulminant and typical autoimmune type 1 diabetes mellitus[J]. Diabetologia, 2005, 48(2):294-300.

[9]李建波. 爆发性 I 型糖尿病的诊断及处理[J]. 实用糖尿病杂志, 2010, 6(3):7-8.

[10]SHIMIZU I, MAKINO H, IMAGAWA A, et al. Clinical and immunogenetic characteristics of fulminant type 1 diabetes associated with pregnancy[J]. J ClinEndocrinolMetab, 2006, 91(2):471-476.

[11]MURASE Y, IMAGAWA A, HANAFUSA T, et al. Fulminant type 1 diabetes as a high risk group for diabetic microangiopathy—a nationwide 5-year-study in Japan[J]. Diabetologia, 2007, 50(3):531-537.

（撰写者：赵迪；指导老师：赵艳艳）

脂肪分布异常、胰岛素抵抗、不典型早老

一、病史与查体

患者，男，19 岁，以"消瘦 6 年"为主诉于 2011 年 7 月入院。患者于 6 年前无明显诱因出现消瘦，皮下脂肪逐渐减少，伴视力下降（测视力右眼 0.5，左眼 1.0），身高与同龄人相仿，无食欲减退、乏力、听力下降，无发热、头晕、头痛，无尿频、尿急、尿痛，无手足麻木、肿胀、活动障碍，未诊治。半年前出现多食，易腹泻，为糊状便，3～4 次/d，自服"思密达"等药物可缓解。今至我院就诊，以"脂肪萎缩综合征？"收入我科。自发病以来，神志清，精神可，饮食、大便如上述，小便正常，睡眠可，体重如上述。

既往体健，系第 1 胎第 1 产，足月剖宫产，无产伤、窒息史，智力发育正常。吸烟 1 年，平均 3 支/d，不嗜酒。未婚，未育。母亲于 14 岁出现消瘦，38 岁因"脑出血"去世；父亲 3 年前患"高血压病"。

查体：T 36.0 ℃，P 100 次/min，R 25 次/min，BP 140/60 mmHg，H 176 cm，Wt 43 kg，BMI 13.92 kg/m²。体型消瘦，头发弯曲，可见大量白发，皮下脂肪菲薄，以四肢为著，皮肤触之硬如皮革。颈部、腋窝可见有黑棘皮样改变，腋毛稀疏色浅，下肢体毛浓密色黑，全身浅表淋巴结无肿大。粗测听力无障碍，嗅觉正常。甲状腺未触及肿大。心、肺、腹无异常。阴毛发育 Tanner Ⅳ 期，外生殖器发育 Tanner Ⅳ期（图 5-3，图 5-4）。

二、实验室检查及影像学检查

血、尿、粪常规，电解质，肝功能、肾功能、甲状腺功能未见明显异常。血脂：TG 2.89 mmol/L（0.33～1.70），TC 2.95 mmol/L（3.1～5.7），LDL 3.88 mmol/L（1.94～3.61），HDL 0.78 mmol/L（1.09～1.63）。传染病：HBsAb、HBeAb、HBcAb 阳性。

胰岛素相关抗体：IAA-Ab（-），GAD-Ab 10 IU/mL（1～40），ICA-Ab 5.1 IU/mL（1～10）。ENA 酶谱阴性。

OGTT 及胰岛素释放结果见表 5-5。

表 5-5　OGTT 及胰岛素释放试验结果

项目	0 min	30 min	60 min	120 min	180 min
OGTT(mmol/L)	5.7(3.9~6.1)	9.2	6.8	6.3	4.6
胰岛素(μU/mL)	15.0 (2.5~7.1)	>300	261.8	155.1	30.8

心电图:典型预激综合征 A 型。眼底检查、肝胆胰脾及双肾彩超未见异常。

全身 MRI T1 加权成像示:全身皮下脂肪菲薄(图 5-5)。

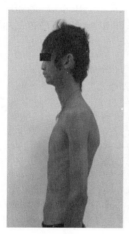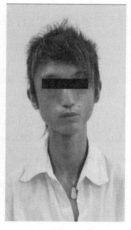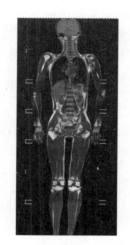

图 5-3　患者侧面照　　图 5-4　患者正面照　　图 5-5　全身磁共振 T1 加权成像

三、诊疗经过

回顾本例患者临床特点:①青年男性,13 岁起病;②进行性消瘦:体重低于同龄人第 3 百分位数,全身皮下脂肪萎缩,无内脏脂肪的沉积;③胰岛素抵抗:黑棘皮病、高胰岛素血症;④不典型早老症:过早出现大量白发,头发由细直变为粗卷;⑤脂代谢异常:高三酰甘油血症;⑥母亲曾于青春期时有过类似临床表现。根据患者病史、体征、实验室检查及影像学检查,考虑为以青春期起病、伴有严重胰岛素抵抗及皮下脂肪萎缩为主要特点的特殊类型糖尿病,初步诊断为:脂肪萎缩综合征。

患者住院期间给予"吡格列酮 15 mg 每天 1 次""二甲双胍 0.85 g 每天 2 次""非诺贝特片 200 mg 每天 1 次"治疗;出院规律服药 2 个月后(2011 年 7 月 11 日)复查 OGTT+胰岛素释放,血糖及胰岛素抵抗程度较前好转(表 5-6),遂继续上述方案治疗。

表5-6 复查OGTT及胰岛素释放试验结果

项目	0 min	30 min	60 min	120 min	180 min
OGTT(mmol/L)	4.4(3.9~6.1)	6.9	4.9	4.2	3.4
胰岛素(μU/mL)	10.6(2.5~7.1)	119.6	25.7	76.6	10.9

为进一步明确诊断,获得患者及家属同意后,取患者及其父亲、祖父母、外祖父母的外周血提取基因组DNA,进行相关基因的扩增及测序。基因序列分析结果:患者 *LMNA* 基因第2外显子处第133号密码子由CGG→CTG,所编码的氨基酸由精氨酸突变为亮氨酸(图5-6)。其父亲、祖父母、外祖父母为正常野生型。该突变类型提示患者诊断为:青春期发病的全身性脂肪萎缩(*LMNA* 基因 R133L 突变)。

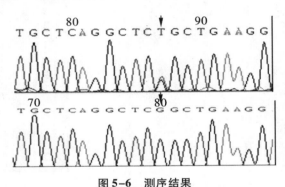

图5-6 测序结果

上为患者的基因扩增图,碱基G突变为T(箭头所示)

下为正常人(亲属)基因扩增图,碱基无突变(箭头所示)

患者于2013年4月22日于我院门诊复诊,血浆TG、TC、LDL、HDL均恢复正常,高胰岛素血症也较前明显好转(表5-7),继续原方案治疗。

表5-7 再次复查OGTT及胰岛素释放结果

项目	0 min	30 min	60 min	120 min	180 min
OGTT(mmol/L)	4.6(3.9~6.1)	7.1	5.5	4.9	4.2
胰岛素(μU/mL)	7.2(2.5~7.1)	90.3	84.8	55.8	17.4

四、最终诊断

青春期发病的全身性脂肪萎缩(*LMNA* 基因 R133L 突变)。

五、总结讨论

就本例患者而言，围绕严重胰岛素抵抗所表现出的一系列临床症候群，如黑棘皮样变、血脂异常、皮肤增厚等，以及胰岛素释放试验中胰岛素峰值大于 300 mU/L，是其疾病诊断的重要线索。严重胰岛素抵抗引起的临床症状包括黑棘皮样变、假性肢端肥大症、卵巢功能异常伴有男性化及多毛、糖脂代谢紊乱等，其产生的核心机制即为高胰岛素血症。黑棘皮样变的典型特征为皮肤乳头状瘤、表皮过度角化及色素沉着，皮肤触感粗糙似砂纸一般，常发生于颈部、腋窝、肘窝及指关节处；假性肢端肥大症表现为额部隆起、下颌突出、舌大、手脚粗大，可伴有皮肤增厚、皮赘等皮肤改变，为过度分泌的胰岛素结合胰岛素样生长因子（insulin-like growth factor-1，IGF-1）受体所致，并无生长激素/IGF-1 过度分泌；大量胰岛素作用于卵巢胰岛素受体或 IGF-1 受体，与黄体生成素协同作用促进卵巢过度分泌雄激素，还可抑制肝分泌性激素结合球蛋白，导致游离雄激素水平升高，共同引起卵巢功能异常伴女性男性化相关表现；此外，胰岛素抵抗可引起三羧酸循环及糖原合成障碍，大量胰岛素还可通过竞争性结合肝 IGF-1 受体抑制肝糖原输出，均可引起糖脂代谢异常[1]。

值得一提的是，本例患者在严重胰岛素抵抗基础上合并全身皮下脂肪萎缩，根据其起病年龄、特殊临床表现、疑似家族史，高度提示其可能为特殊类型糖尿病。脂肪萎缩综合征是因遗传性或获得性原因引起胰岛素作用缺陷所致的罕见特殊类型糖尿病。此类疾病临床表现相似，常表现为四肢、躯干、臀部皮下脂肪萎缩，伴有不同程度胰岛素抵抗、糖耐量异常/糖尿病、血脂异常、高血压等临床症状，但病因及遗传方式有所不同。经典的脂肪萎缩综合征分为家族性脂肪萎缩综合征及获得性脂肪萎缩综合征。

家族性脂肪萎缩综合征包括先天性全身脂肪营养不良（congenital generalized 1ipodystrophy，CGL）与家族性部分脂肪营养不良（familial partial lipodystrophy，FPLD），与基因突变密切相关[2]。CGL 为常染色体隐性遗传病，其主要临床表现包括[3]：①出生时或出生后不久出现的广泛皮下脂肪组织的缺乏，全身代谢性脂肪组织如皮下、骨髓、胸腔及腹腔内脂肪组织几乎完全消失，由于皮下脂肪的丧失和肌肉组织内脂肪存积可导致患者的肌肉及体表静脉轮廓毕露，出现类似肌肉发达的表现。②儿童期表现为食欲亢进、生长加速、甲状腺功能正常的高代谢状态、性早熟、骨龄提前、肝大（腹部显著隆起），部分有智力低下，身高多正常。③严重的胰岛素抵抗及相关临床表现，多合并青少年发病的糖尿病，但很少出现酮症，胰岛素治疗效果差；高三酰甘油（TG）血症，血清瘦素及脂联素水平下降。而 FPLD 表现为发生在儿童及青少年时期的对称部位的脂肪缺失,除胰岛素抵抗、高脂血症等代谢异常,常合并结节出疹性黄瘤、肝脾肿大、肥厚性心肌病及充血性心力衰竭等表现,主要分为3型:①FPLD1型(Kobberling's syndrome)外阴可有脂肪且外生殖器肥厚,其余部位脂肪萎缩,致病基因及遗传方式目前仍不明确[4]。②FPLD2型(Dunnigan's syndrome)FPLD中最常见的类型,为 LMNA 基因突变所致,且大多为错义突变,遗传方式为 X 连锁显性遗传或常染色体显性遗传,表现为四肢、胸腔、下腹部脂肪组织的逐渐丢失,肌肉组织突出,而下巴、锁骨上、腹腔脂肪堆积,出现类 Cushing 面容,内脏脂肪的堆积出现脂肪肝,可伴心脏及骨骼肌的肥大、畸形[5]。③FPLD3型与 PPAR-γ 杂合突变相关,其表现型类似 FPLD2,但头部及颈部脂肪堆积较少,可有更严重的代谢紊乱合并症[6]。

获得性脂肪萎缩综合征主要包括获得性全身脂肪营养不良(acquired generalized lipodystrophy,AGL)及获得性部分脂肪营养不良(acquired partial lipodystrophy,APL),多与感染、有毒物质接触及自身免疫性疾病等因素相关。AGL 又称作 Lawrence 综合征,其症状与 CGL 类似,但常散发、无家族史,多于儿童或青春期出现全身皮下脂肪减少、肌肉组织逐渐显著,存在重度胰岛素抵抗及高胰岛素血症,逐渐出现肝大、多毛、黑棘皮及糖脂代谢紊乱。部分患者皮下组织活检可发现脂膜炎改变,往往与其他自身免疫病如类风湿性关节炎、皮肌炎及干燥综合征等并存。此外,部分患者可有蛋白尿,肾活检提示局灶性节段性硬化或膜性增生性肾小球炎[7]。APL 又称为 Barraquer-Simons 综合征,平均发病年龄 10 岁左右,其脂肪的丢失首先出现在面部,逐渐扩展至颈部、上肢、胸部、腹部,但下腹部、臀部、下肢脂肪可正常或异常堆积,肌肉间的、腹腔内的、肾周围的、骨髓腔的、眶周、纵隔脂肪一般正常,亦可合并其他自身免疫病,约20%的患者可合并膜性增生性肾小球肾炎[5]。

然而,本病例并不完全符合上述经典脂肪萎缩综合征的特点:①本患者在脂肪萎缩的基础上,合并不典型早老症状(皮肤硬化如皮革、头发卷曲、灰白等);②本例患者虽为 LMNA 基因突变,但其突变位点(R133L)与 FPLD2 突变位点不同(表4-11);③本例患者脂肪萎缩和分布特点与 FPLD2 也不完全相符,表现为全身性脂肪萎缩,无下巴、锁骨上、腹腔脂肪堆积,无类库欣面容。以本例患者突变类型进行文献复习,发现 LMNA 基因 R133L 位点突变主要引起青春期发病的全身性脂肪萎缩(表4-11),其临床特点主要包括[8]:①脂肪萎缩多于青春期出现;②多数病例表现为全身广泛的脂肪萎缩,但部分病例(杂合突变)脂肪萎缩主要局限于四肢末端,而躯干有脂肪的沉积;③所有患者均伴严重胰岛素抵抗,但部分病例可无黑棘皮表现;④所有患者均伴皮肤硬化、大量白发等不典型早老症;⑤该病女性患者糖脂代谢异常较男性患者严重。本例患者基因突变结果支持该病,临床特点也与该之完全符合,因此可确诊为青春期发病的全身性脂肪萎缩(*LMNA* 基因R133L 突变)。

LMNA 基因编码核纤层蛋白 laminA/C,对细胞核的形态、大小和机械性质的维持有重要作用。*LMNA* 基因突变可引起其编码的 laminA/C 蛋白异常,导致一系列高度异质性的遗传性疾病,称为核纤层蛋白病(laminopathies),其临床表现多种多样,涉及肌肉、脂肪、神经、骨骼、皮肤等多个系统。目前已知核纤层蛋白病有十余种,其病变特点及突变类型均不相同(表5-8)[9]。关于 *LMNA* 基因 R133L 突变的致病机制尚未完全明确,有研究认为该突变引起核纤层蛋白二聚体以及网格状结构的形成异常,导致核周异染色质缺失等细胞核畸形,是造成脂肪萎缩及胰岛素抵抗的重要原因;此外,laminA/C 蛋白异常,可影响其与脂肪分化因子固醇调节元件结合蛋白(SPEBP1)的结合及调控能力,介导脂肪萎缩的发生[10]。

目前针对核纤层蛋白病无特效治疗,仅对症治疗胰岛素抵抗、高脂血症等代谢异常。针对其高胰岛素血症及胰岛素抵抗,可应用二甲双胍及噻唑烷二酮治疗,以提高胰岛素敏感性;其中噻唑烷二酮可通过激活 PPAR-γ 及相关通路,从而刺激脂肪细胞分化,可减少 laminA 异常蛋白前体的蓄积[11]。高脂血症可应用他汀类和苯氧芳酸类药物治疗;有研究表明,脂肪因子如脂联素、瘦素的替代治疗可以改善脂肪萎缩的代谢紊乱,但其安全性和长期疗效尚未肯定[12]。我们收治的另一名核纤层蛋白病患者,在应用 GLP-1 受体激动剂治疗后,胰岛素抵抗及脂代谢异常均明显好转,远期疗效仍在观察随访中。

总之,脂肪萎缩综合征是一类具有特征性临床表现,除高胰岛素血症、胰岛素抵抗、全身/部分脂肪萎缩或分布异常、血脂代谢异常外,因各类型发病原因的不同可能伴随特征性改变,且需与其他具有相似临床症状的特殊类型糖尿病相鉴别,临床工作中较容易忽视或误诊。基因检测在此类疾病精准诊断中发挥重要作用,因此强烈推荐高度疑似该类疾病的患者行基因检测。目前针对此类疾病缺乏有效治疗手段,临床上多对症治疗改善代谢异常,推荐患者定期复诊,了解胰岛素抵抗及脂代谢异常改善情况,及时调整治疗方案。

表 5-8　不同类型核纤层蛋白病及其已报道 *LMNA* 基因突变类型

疾病种类	突变位点
Dunnigan 型家族部分性脂肪营养不良（FPLD）	*LMNA* 基因第 8 号外显子 482 和 486 密码子的突变。另外，第 1、7、9、10 和 11 外显子上也报道有突变位点
青春期发病的全身性脂肪萎缩	R133L、T10I、A133L 突变引起
哈-格二氏早老综合征（HGPS）	多是由 *LMNA* 基因杂合突变 G608G 引起，*LMNA* 基因的 K542N、R471C 和 R527C 复合突变、E145K、R644C 也可引起 HGPS
Emery-Dreifuss 肌营养不良（EDMD）	大多突变均分布在 *LMNA* 基因的前 10 个外显子上，*LMNA* 基因纯和突变 H222Y 可引起该病，而携带有杂合突变的则表型正常
肢带型肌营养不良 lB 型（LGMDlB）	导致 LGMD1B 的 *LMNA* 基因突变位点分布广泛，除第 7、10 和 12 外显子目前没有发现，其他外显子上均有与 LGMD1B 发生相关的位点突变
扩张性心肌病 1A 型（DCM-lA）	已发现近 40 个 *LMNA* 基因位点导致 DCM，12 个外显子上均有分布，但多数突变位于 laminA/C 蛋白的"杆"状功能区
限制性皮肤病（RD）	G608G；第 11 号外显子翻译框架改变，从而使 prelaminA 蛋白的 C 端缺失 90 个氨基酸
下颌骨肢端发育不良综合征（MAD）	R527H，V440M 等
腓骨肌萎缩症 2 型（CMT）	R298C，E33D 等
Werner 综合征	A57P、R133L、L140R 和 E578V 等

参考文献

[1]陈家伦.临床内分泌学[M].上海：上海科学技术出版社，2011.

[2]GARG A. Lipodystrophies：genetic and acquired body fat disorders[J]. J Clin Endocrinol Metab,2011,96(11):3313-3325.

[3]GARG A,MISRA A. Lipodystrophies：rare disorders causing metabolic syndrome[J]. Endocrinol Metab Clin North Am,2004,33(2):305-331.

[4]HERBST K L,TANNOCK L R,DEEB S S, et al. Kobberling type of familial partial lipodystrophy：an underrecognized syndrome[J]. Diabetes Care, 2003,26(6):1819-1824.

[5]GARG A. Acquired and inherited lipodystrophies[J]. N Engl J Med, 2004,350(12):1220-1234.

[6]HEGELE R A,CAO H,LIU D M,et al. Sequencing of the reannotated LMNB2 gene reveals novel mutations in patients with acquired partial lipodystrophy[J]. Am J Hum Genet,2006,79(2):383-389.

[7]HARDING C O, PILLERS D A, STEINER R D, et al. Potential for misdiagnosis due to lack of metabolic derangement in combined methylmalonic aciduria/hyperhomocysteinemia (cblC) in the neonate[J]. J Perinatol,2003,23 (5):384-386.

[8]CAUX F,DUBOSCLARD E,LASCOLS O,et al. A new clinical condition linked to a novel mutation in lamins A and C with generalized lipoatrophy, insulin-resistant diabetes, disseminated leukomelanodermic papules, liver steatosis, and cardiomyopathy [J]. J Clin Endocrinol Metab, 2003, 88 (3): 1006-1013.

[9]朱亚丽.2 例核纤层蛋白病表现型和 LMNA 基因研究[D]. 郑州:郑州大学,2012.

[10]LLOYD D J,TREMBATH R C,SHACKLETON S. A novel interaction between lamin A and SREBP1:implications for partial lipodystrophy and other laminopathies[J]. Hum Mol Genet,2002,11(7):769-777.

[11]CAPANNI C,MATTIOLI E,COLUMBARO M,et al. Altered pre-lamin A processing is a common mechanism leading to lipodystrophy [J]. Hum Mol Genet,2005,14(11):1489-1502.

[12]SCHLOGL H,MULLER K,HORSTMANN A,et al. Leptin Substitution in Patients With Lipodystrophy:Neural Correlates for Long-term Success in the Normalization of Eating Behavior[J]. Diabetes,2016,65(8):2179-2186.

（撰写者:郭丰;指导老师:孙良阁）

反复发作性低血糖（一）

一、病史与查体

患者，男，45 岁，以"反复头晕、心悸、出汗、全身乏力 1 年半"为主诉入院。患者于 1 年半前晨起时感头晕、心悸、出汗、全身乏力，无恶心、呕吐，无胸闷、胸痛、四肢抽搐、大小便失禁、意识不清，进食后自行缓解。此后每月发作数次，发作时间多为劳累后、晨起、午餐前，以劳累后为著，每次发作持续数分钟至 10 余分钟，进食后症状消失，未监测血糖。半年前至当地医院测空腹血糖 2.9 mmol/L，OGTT 及胰岛素、C 肽释放试验结果如下（表 5-9）。

表 5-9　OGTT 及胰岛素、C 肽释放试验

项目	0 min	30 min	60 min	120 min	180 min
血糖（mmol/L）	2.5(3.9 ~ 6.1)	4.6	5.1	4.4	2.4
胰岛素（μU/mL）	41.17(2.5 ~ 7.1)	42.04	82.41	49.69	53.0
C 肽（ng/mL）	1.46(0.79 ~ 4.8)	1.95	4.92	2.23	2.15

胰腺 CT 未见明确占位病变（患者自述，未见报告单），遂至我院就诊，查甲状腺功能、ACTH-COR 节律未见异常，血糖 2.40 mmol/L 时同步胰岛素 8.1 μU/mL，C 肽 2.47 ng/mL，IRI/G 0.19，生长激素 29.6 ng/mL（0.06 ~ 5.0），皮质醇 16.04 μg/dL，考虑胰岛细胞瘤可能，行胰腺 64 层以上灌注 CT 未见明显占位，建议行超声胃镜检查，患者拒绝。半年来上述症状反复发作，性质基本同前。发病以来，精神好，食欲正常，大小便正常，体重无明显变化。

既往无高血压、糖尿病史，否认家族类似疾病史。

查体：T 36.5 ℃，P 80 次/min，R 20 次/min，BP 131/86 mmHg，H 172 cm，Wt 81 kg，BMI 27.3 kg/m²，神志清，精神好，体型偏胖。无多血质面容，无毛发脱落，全身皮肤黏膜无黄染、色素沉着，无蜘蛛痣、肝掌。心肺腹检查无异常。

二、实验室及影像学检查

血、尿、大便常规,肝、肾功能,血脂,电解质,凝血功能,甲状腺功能, 24 h-UFC 正常;ACTH-COR 昼夜节律正常。

HbA1c:5.2%(高压液相法 4.0% ~6.5%)。

胰岛素相关抗体:IAA-Ab(-),GAD-Ab 10 IU/mL(1-40),ICA-Ab 4.2 IU/mL(1-10)。

PTH:19.8 ng/mL(15~65)。

饥饿试验:禁食约 12 h 出现心悸、出汗症状,发作时多次采血,血糖波动 在 1.46 ~2.77 mmol/L,血胰岛素波动在 12.9 ~ 15.4 μU/mL,C 肽波动在 2.5 ~3.02 ng/mL,IRI/G 波动在 0.31 ~0.49。

超声内镜:胰腺组织未见明显异常。

胰腺灌注 CT:胰腺钩突处可见一轻度强化结节影,边界不清,大小约 18 mm×14 mm。

垂体 MRI 平扫:未见明显异常。

甲状腺及甲状旁腺超声:未见明确占位性病变。

三、诊治经过

患者反复发生头晕、心悸、出汗,血糖低于 2.8 mmol/L 时同步胰岛素、C 肽水平均高,IAA 阴性,考虑胰岛素瘤可能,但胰腺灌注 CT 扫描未见明确占 位,患者及家属拒绝进一步检查,嘱院外随诊观察,注意定时加餐,防止严重 低血糖频繁发作。半年后再次行胰腺灌注 CT 检查提示胰腺钩突处占位,转 入肝胆胰外科行胰腺肿物切除术,术中 B 超探查胰头钩突处可见直径约 1 cm 的肿物,位于胰腺表面,触诊质地中等,瘤体呈樱桃红色。术后病理: (胰腺)神经内分泌肿瘤,G2,符合产生胰岛素的神经内分泌肿瘤,与正常胰 腺界限不清。免疫组化:CK(+),EMA(-),Syn(+),CD56(+),CgA(+), Vimentin(-),CD10(-),CK7(-),CEA(-),CD20(-),AAT(-),Insulin(+), Ki-67(15%+)。

患者手术后恢复良好,随访 3 年,无低血糖发生,复查 OGTT+胰岛素释 放试验、HbA1c、血钙、血磷、PTH 均正常范围,甲状旁腺、泌尿系彩超未见明 显异常,胰腺 CT 未见占位病变。

四、最终诊断

胰岛素瘤。

五、总结讨论

本病例病史特点为中年男性,以发作性头晕、出汗,伴全身乏力为主要临床表现,发作时血糖测定值低于 2.8 mmol/L,进食后症状可缓解,符合 Whipple 三联征典型表现,初步诊断为低血糖症。患者以空腹低血糖为主伴胰岛素、C 肽水平不适当升高,无胰岛素促泌剂应用史,IAA 阴性,考虑胰岛素瘤可能大,并最终得到病理结果证实。尽管本病例诊疗经过并不复杂,但以下几个问题值得临床医生借鉴。

1. 低血糖症的病因诊断   低血糖症的确诊依据主要是低血糖的典型表现即 Whipple 三联征:低血糖症状、发作时血糖低于 2.8 mmol/L、供糖后症状迅速缓解。病因上按低血糖的发生与进食的关系分为空腹(吸收后)和餐后(反应性)低血糖,前者的主要病因是不适当的高胰岛素血症,常见于内源性胰岛素分泌过多、药物性、胰岛素拮抗激素缺乏、肿瘤、胰岛素自身免疫综合征等情况;后者则是胰岛素反应性释放过多,如倾倒综合征、特发性反应性低血糖症、2 型糖尿病早期出现的进餐后期低血糖症等。

根据该患者病史特点,外源性摄入不足、药物性、严重肝肾疾病引起的低血糖可以排除;该患者为中年人,既往无糖尿病史,无激素类药物应用史,病程中无精神萎靡,查体血压不低,无皮肤色素沉着或皮肤苍白,血电解质、垂体–各靶腺轴激素水平基本正常,因升糖激素不足引起的低血糖证据不足。患者在低血糖状态下,血胰岛素及 C 肽水平仍然升高,IAA 阴性,提示内源性胰岛素升高,结合患者病史,考虑胰岛素瘤可能性大。

胰岛素瘤是最常见的功能性胰腺肿瘤,特征为低血糖发作时出现高胰岛素水平。值得注意的是,"高胰岛素水平"指的是相对于血糖而言,胰岛素水平不适当增高,而非绝对值的增高。

美国 ENDO 成人低血糖症诊疗指南指出,出现低血糖症状时血糖 < 3.0 mmol/L,胰岛素 ≥ 3.0 μU/mL(18 pmol/L),C 肽 ≥ 0.6 ng/mL(0.2 nmol/L),胰岛素原 ≥ 5.0 pmol/L,则支持内源性高胰岛素血症[1],空腹或低血糖发作时胰岛素(mU/L)和血糖(mg/dL)比值(IRI/G)>0.3 具有较大的诊断价值,多数胰岛素瘤患者大于 0.4,甚至在 1.0 之上。但并非 IRI/G<0.3 即可排除胰岛素瘤的存在。若患者空腹血糖未见明显降低或未观察到自发性低血糖发生,可行 72 h 饥饿试验。该患者第 1 次入院时检查结果提示低血糖发作时胰岛素、C 肽水平升高,抗胰岛素抗体阴性,虽然 IRI/G 在 0.16 ~ 0.26,但结合患者典型的临床表现,仍然考虑胰岛素瘤可能。第 2 次入院后饥饿试验期间 IRI/G 波动在 0.31 ~ 0.49,进一步支持我们的诊断。

2. 胰岛素瘤的定位   肿瘤切除手术是胰岛素瘤的主要治疗方法,精准的定位是避免发生术后糖尿病的重要措施。胰岛素瘤瘤体往往较小,直径在 1.0～2.5 cm 者占 82% 左右,给定位诊断带来诸多困难。目前常用的术前定位方法包括腹部 B 超、CT、MRI、生长抑素受体显像、内镜超声、选择性动脉钙刺激静脉采血(ASVS)等,术中可由手术医生视诊或触诊以及术中 B 超检查来进一步定位[2]。

超声检查方便易行,但平均检出率仅 39%,内镜超声的应用极大提高了检查阳性率,其优势是可进行可疑肿块细针穿刺或切割针活检,直接进行细胞学或病理学检查。CT 和 MRI 诊断符合率及平均检出率相似[3],胰腺灌注CT 在静脉注射对比剂的同时对选定层面进行连续多次同层动态扫描,无创地了解局部组织血流灌注情况和毛细血管通透性,因此能较真实地反映组织器官的内部血流动力学改变,并可以通过血流量、血容量、毛细血管表面通透性等参数显现胰腺局部因病理变化产生的血流灌注改变,可使胰岛素瘤的检出率提高到 95%,是目前重要的非创伤性术前影像学手段。影像学检查有困难的病例,ASVS 不失为一项有价值的检查手段,其诊断符合率超过 80%,但 ASVS 为创伤性检查,技术要求高,需由有经验的医生才能开展,且 ASVS 仅能确定肿瘤所在的区域而不能显示肿瘤大小和具体部位,极大地限制了它的推广及应用。超过 60% 的胰岛素瘤表面有生长抑素受体表达,利用核素标记的生长抑素类似物可使肿瘤显像,尤其是对胰岛素瘤转移的病例,能够探查转移灶、准确分期、判断能否手术切除。胰高血糖素样肽-1(GLP-1)在胰岛素瘤中阳性表达率远高于正常胰岛组织和无功能性胰腺内分泌肿瘤,因此 GLP-1 受体显像技术定位胰岛素瘤的前景值得期待。

该患者第 1 次入院后胰腺灌注 CT 检查未见明确占位,半年后再次行胰腺灌注 CT 提示胰腺钩突处可见轻度强化结节影,与术中所见肿瘤位置基本一致。究其可能原因:①胰岛素瘤体积较小时即可出现症状,临床上不少病例即使已定性为胰岛素瘤,但反复多次影像学检查仍不能明确定位诊断。②多数胰岛素瘤 CT 平扫多呈均匀的等密度或稍低密度结节,不易被发现,因瘤体血供丰富,增强扫描早期瘤灶显著强化,因而呈现均匀或环状高密度结节(图 5-7A)。但该患者与典型的胰岛素瘤相比,瘤体 CT 信号与正常胰腺组织信号十分相似,增强扫描时强化并不十分明显(图 5-7B),影像学上强化不明显甚至低强化的胰岛素瘤比较少见,影像学上鉴别非常困难,易造成阴性结果。因此,对于定性诊断明确但影像学检查阴性的患者,应进行密切随访,必要时可进行剖腹探查。

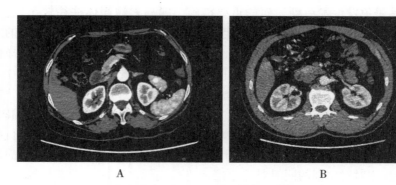

图 5-7　典型胰岛素瘤（A）与本例患者胰岛素瘤（B）CT 图像

白色箭头所指处为瘤体位置

3. 胰腺神经内分泌肿瘤的病理分级及其临床意义　胰岛素瘤是最常见的功能性胰腺神经内分泌肿瘤（PNET），其次为胃泌素瘤。根据 WHO 消化系统肿瘤分类和中国胃肠胰神经内分泌肿瘤病理诊断共识，PNET 分级标准如下（表 5-10）[4]。

表 5-10　PNET 病理分级标准

分级	核分裂象（个/10 HPF）	Ki-67 阳性指数（%）
G1	<2	≤2
G2	2~20	3~20
G3	>20	>20

G1 和 G2 肿瘤定义为高分化神经内分泌肿瘤，为低度或中度恶性，对于 G3 肿瘤，建议使用低分化神经内分泌癌（NEC）这一名称，因为多项研究表明 NET 和 NEC 具有不同的分子机制，在治疗上需要区别对待，预后和随访频率也不同。我院 1 项纳入 49 例经术后病理证实为胰岛素瘤的回顾性研究显示，肿瘤病理分级与血糖水平呈负相关，与 C 肽水平呈正相关，即胰岛素瘤患者的临床表现与病理分级之间具有相关性，准确的病理分级对判断患者病情、评估预后具有重要意义。

本例患者术后病理证实符合胰腺胰岛素瘤诊断，肿瘤分级为 G2。对于该类患者的最佳随访间期尚不确定，接近 1/3 的患者术后 10 年内复发，高淋巴结转移率和高 Ki-67 阳性指数提示复发风险高，应在术后 3~12 个月复查 1 次，术后 10 年内每 6~12 个月复查 1 次，若出现临床症状随时复查，随访内容应包括血清 CgA 和 NSE，影像学检查如 B 超、CT 或 MRI[5]。低危患者的随访频率可适当降低。

此外,少数胰岛素瘤属于多发性内分泌腺瘤病 1 型(MEN1)的一部分,临床上需注意筛查甲状旁腺、垂体、肾上腺等。对于本例患者,我们也进行了 MEN1 的筛查并随访 3 年,排除了 MEN1 的可能性。

参考文献

[1] CRYER P E, AXELROD L, GROSSMAN A B, et al. Evaluation and management of adult hypoglycemic disorders: an Endocrine Society Clinical Practice Guideline[J]. J Clin Endocrinol Metab, 2009, 94(3):709-728.

[2]苏颋为,陈瑛,赵红燕,等. 发作性心悸、震颤、多汗伴体重增加—胰岛素瘤定位诊断[J]. 中华内分泌代谢杂志,2016,32(8):696-698.

[3]MEHRABI A, FISCHER L, HAFEZI M, et al. A systematic review of localization, surgical treatment options, and outcome of insulinoma[J]. Pancreas, 2014, 43(5):675-686.

[4]中国胃肠胰神经内分泌肿瘤病理专家组. 中国胃肠胰神经内分泌肿瘤病理学诊断共识意见[J]. 中华病理学杂志,2011,40(4):257-262.

[5]中华医学会外科学分会胰腺外科学组. 胰腺神经内分泌肿瘤治疗指南(2014 版)[J]. 中国实用外科杂志,2014,34(12):1117-1119.

（撰写者：马晓君；指导老师：李志臻）

反复发作性低血糖(二)

一、病史与查体

患者,女,74 岁,以"发作性心悸、大汗、意识模糊 1 个月"为主诉于 2016 年 11 月入院。患者于 1 个月前休息中于凌晨 1 点无诱因出现头晕、心悸、大汗,伴意识丧失,急送至当地医院,测血糖 2.8 mmol/L,给予"葡萄糖注射液"持续静滴后意识恢复,血糖在 3～8 mmol/L 之间,此后上述症状仍频繁发作,平均每天 3～4 次,多于进食后 2～3 h 出现,转诊至当地市级医院,血糖低至 1.37 mmol/L 时,同步测血胰岛素 1 000 μU/mL,C 肽 20.28 ng/mL,血 GAD-Ab 阴性,IAA-Ab 阳性,ICA-Ab 阴性;胰腺 SCT 平扫未见明显异常,诊断为"自身免疫性低血糖",给予"强的松 20 mg,每天 3 次,口服",但仍间断低血糖发作,为明确诊断入我院,门诊以"低血糖查因"收入。发病来,无胰岛素及磺脲类等降糖药物应用史,无严重、肝肾疾病史,每天进食 6～7 次,睡眠一般,大小便无异常,近 1 月来体重增加约 3 kg。

既往患"帕金森病"5 年余,左侧肢体不自主震颤,肌力下降,肌张力增加,1 个月前自行服用"盐酸吡硫醇"控制症状。双手关节间断疼痛 5 年,未诊治。

查体:T 36.5 ℃,P 76 次/min,R 19 次/min,BP 130/75 mmHg,H 160 cm,Wt 65 kg,BMI 25.39 kg/m²,神志清楚,自主体位,正常面容,全身皮肤黏膜无黄染,心肺腹未见明显异常,脊柱正常,双手关节变形如"天鹅颈",双下肢未见畸形,左侧手足不自主抖动,四肢肌张力增高,双侧肌力 V 级,生理反射存在,病理反射未引出。

二、实验室及影像学检查

患者入院后完善相关检查:血常规,肝、肾功能,血脂,电解质以及凝血功能正常;糖化血红蛋白 6.5%(参考值 4%～6.5%);甲状腺功能正常,甲状腺相关抗体(TPOAb、TGAb、TRAb)均阴性;甲状旁腺素 42.80;ACTH-COR 节律正常;胰岛素相关抗体:IAA 6.06,GAD-Ab 20 IU/mL,ICA-Ab 5.1 IU/mL;肿瘤相关抗原:癌胚抗原 5.43 ng/mL,肿瘤相关抗原 72～4 7.32 U/mL,余阴性;ENA 多肽酶谱阴性,类风湿全套:抗突变型瓜氨酸波形蛋白 57.70 U/mL。

颈部血管彩超：双侧颈总动脉粥样硬化斑块形成（混合斑）。双手正侧位片示：左手第3指近指间关节对位不佳，双侧部分腕关节及掌指关节面硬化，关节间隙稍变窄。

三、诊治经过

患者为老年女性，急性起病，病史1个月，主要表现为发作性心悸、大汗、意识模糊，发作时曾多次测血糖低于2.8 mmol/L，给予葡萄糖后症状可缓解，有典型Whipple三联征，低血糖症明确。

入院后患者频繁发作严重低血糖，以夜间或凌晨发作为著。低血糖发作时（静脉血浆葡萄糖1.4 mmol/L）同步抽血检测各项指标见表5-11和表5-12。

表5-11　患者低血糖发作时血糖、胰岛素、C肽值及胰岛素释放指数

血糖 （mmol/L）	C肽 （ng/mL）	胰岛素 （μU/mL）	胰岛素 释放指数*	胰岛素/ 血糖	C肽/ 血糖	胰岛素/ C肽
1.4	9.58	>300.0	>11.90	>214.28	6.84	>31.32

*胰岛素释放指数：即胰岛素与血糖的比值

表5-12　患者低血糖发作时同步检测升糖激素水平

血糖 （mmol/L）	胰高血糖素 （pg/mL）	皮质醇 （μg/dL）	生长激素 （ng/mL）
1.4	126.57	7.50	3.5
参考范围	50～200	7～27	0.06～5

依据上述检验结果，低血糖时同步胰岛素明显增高，而升糖类激素如胰高血糖素、生长激素、皮质醇和甲状腺激素，以及24 hUFC未见异常。结合患者病史，明确为胰岛素相关性低血糖。胰岛素相关性低血糖的常见病因包括胰岛素瘤，先天性胰岛细胞增生，胰岛素自身免疫综合征，药物性以及反应性低血糖症。本例患者为老年女性，既往无糖尿病病史，未应用过胰岛素及降糖药物，且低血糖时同步胰岛素明显增高，不考虑先天性胰岛细胞增生、药物性和反应性低血糖；患者近1个月曾应用硫脲类药物，因此初步考虑诊断为低血糖症，查因：①胰岛素自身免疫综合征？②胰岛素瘤？患者在当地查IAA-Ab阳性，且在外院行胰腺SCT平扫未见异常，但是在应用强的松治疗两周后，仍然频繁发作低血糖。胰腺灌注CT能够发现直径约5 mm的胰岛素瘤，对于胰岛素瘤诊断的敏感性及特异性更高。本例患者于我院再

次行胰腺灌注显像检查,但结果回示仍未见明显异常,因此诊断胰岛素瘤证据不足;而且我院结果显示患者血清中存在高水平的免疫活性胰岛素,与C肽升高的倍数不呈比例,以及高浓度的胰岛素自身抗体,发病前曾有盐酸吡硫醇(含巯基)用药史,且患者合并有其他自身免疫性疾病:未分化性关节炎,均支持胰岛素自身免疫综合征的诊断。

四、最终诊断

1. 胰岛素自身免疫综合征。
2. 未分化关节炎。
3. 帕金森病。

随访转归:患者出院3个月后随访,已无发作性低血糖,并逐渐停用地塞米松,复查IAA阴性。

五、总结讨论

胰岛素自身免疫综合征(insulin autoimmune syndrome,IAS),又称自身免疫性低血糖症(autoimmune hypoglycemia,AIH),是引起严重低血糖的重要病因之一,分为胰岛素抗体导致的自身免疫性低血糖症(Hirata病)和胰岛素受体抗体导致的自身免疫性低血糖症两种类型。日本人Hirata于20世纪80年代首次进行流行病学调查结果显示,除使用口服降糖药或外源性胰岛素引起低血糖的原因,IAS高居第3位,仅次于胰岛素瘤和胰腺外肿瘤[1]。

经典Hirata病的诊断标准为:无外源胰岛素应用情况下的自发性低血糖发作,高水平的血清免疫活性胰岛素及高浓度的胰岛素自身抗体[2]。其中,血清中存在高浓度的胰岛素自身抗体是其显著特点。本病例为老年女性,反复发作低血糖,多在夜间及餐后,既往无应用降糖药物史,但有应用含巯基药物史,血清中存在高浓度的胰岛素,且与C肽升高的倍数显著不成比例,IAA检测阳性,影像学检查排除胰岛素瘤,支持IAS诊断。

胰岛素抗体是IAS发病的核心环节,而诱导胰岛素抗体(insulin antibodies,IA)产生的原因存在异质性,尽管已有研究推测IAS的病因可能与特异性人白细胞抗原(HLA)分型,潜在的自身免疫性缺陷,病毒感染,以及应用含巯基药物等有关,但IAS的确切发病机制至今仍未完全明了。免疫遗传学证据表明多克隆IAS与具体的HLA II类抗原如DRB1 * 0406,DQA1 * 0301和DQB1 * 0302有显著的关联[3]。胰岛素自身抗体是指具有κ轻链以及λ变量的多克隆IgG,Scatchard分析将多克隆IgG根据其与胰岛素的亲和力和结合容量分为2种类型:低亲和力和高结合容量,高亲和力和低结合容量,前者可使胰岛素充分结合,但结合力并不紧密,易于解离,因此造成该类患者的血糖不稳定。胰岛素抗体不饱和时外源性胰岛素可以与其结合而表现为胰岛素抵抗和高血糖,当抗体结合能力达到饱和时或由于某些原因促进抗原抗体突然解离时,则出现严重低血糖[4]。

诱发 IAS 发作的药物主要涉及含巯基药物如甲巯咪唑、谷胱甘肽、卡托普利、α-巯基丙酰甘氨酸(硫普罗宁)、α-硫辛酸、青霉胺、硫代葡萄糖金等;非巯基药物如类固醇、D860、α-干扰素、骨刺消增丸等。其机制可能是含巯基药物通过与胰岛素分子的二硫键相互作用诱导胰岛素自身抗体形成,并增加其免疫原性。引起 IAS 产生的其他因素包括胰岛素的纯度和种类。目前可获得的人类胰岛素类似物即胰岛素天然形式的同源或结构修饰可以诱导免疫原性反应。此与制剂中的胰岛素与人胰岛素的结构不同和制剂不纯有关。

此外,IAS 多合并其他类型的自身免疫性疾病,以 Graves 病最常见[5],少数合并系统性红斑狼疮、类风湿性关节炎、甲状腺炎、系统性硬化病、黑棘皮病等,提示 IAS 发病可能与机体的自身免疫缺陷有关。患者在外院曾应用"强的松"治疗,效果不佳,可能与服药时间不足有关;同时,结合本例患者合并未分化关节炎,改为"地塞米松片 0.75 mg,第 8 h 1 次"治疗后,未再出现低血糖,也再次支持本病发生可能与机体的自身免疫性缺陷和炎性反应相关。

鉴于 IAS 与胰岛素瘤临床表现相似,均有反复发作低血糖且血中总免疫活性胰岛素浓度升高,故需鉴别。主要鉴别点如下:①胰岛素瘤的低血糖多发生在空腹,而 IAS 空腹和餐后晚期均可发生;胰岛 B 细胞瘤患者出现低血糖时易出现昏迷,随意进食后一般不易缓解。②胰岛素瘤的胰岛素升高幅度常明显小于 IAS,一般不超过正常 10 倍,并且胰岛素浓度的升高与 C 肽的升高基本平行;IAS 血中免疫活性胰岛素浓度显著升高,远远超过 C 肽升高的倍数,胰岛素、C 肽分离现象显著。③多数胰岛素瘤在低血糖发作时,胰岛素释放指数[胰岛素(μU/mL)与血糖(mg/dL)比值]>0.4,多篇文献报道胰岛素瘤的胰岛素释放指数为 0.7～4.5;IAS 的胰岛素与血糖比值、胰岛素与C 肽比值相对于胰岛素瘤等内源性高胰岛素血症明显升高,本病例 IAS 的胰岛素(μU/mL)与血糖(mg/dL)比值 > 11.90,胰岛素(μU/mL)与 C 肽(ng/mL)比值>31.32。④动态血糖监测可见 IAS 患者血糖波动较大,除低血糖外还可有餐后高血糖,而胰岛素瘤者血糖整体处于较低水平。但本例患者入院后频繁发生低血糖,并无高、低血糖交替现象,因此,不能单凭此既排除 IAS 的诊断。⑤IAA 的测定也是鉴别的关键,胰岛素瘤者 IAA 呈阴性,而IAS 者 IAA 绝大多数为阳性,病情缓解后 IAA 可转阴。⑥影像学检查如 B超、CT、MRI 等在胰岛素瘤者常可发现占位性病变,而 IAS 者多为阴性。

本病的临床处理包括：①停用诱发药物。大约一半的患者在停用原含巯基药物、胰岛素或改换剂型后低血糖发生逐渐缓解。本例患者停用原诱发药物后低血糖症状未再发作，且3个月后复查IAA阴性。同时给予少量多餐、低糖、高蛋白、高纤维素饮食，必要时也可加用糖苷酶抑制剂延缓食物的吸收，避免进一步刺激内源性胰岛素的产生，起到削峰去谷的作用。大多数患者1~3个月可自愈。②低血糖严重者或伴发其他自身免疫疾病者可适当加用糖皮质激素，一般多为泼尼松40 mg/d，根据患者一般状况及血糖水平，剂量可个体化调整。但本病例中应用强的松效果欠佳，更换为地塞米松时却收到了意想不到的效果，或可为未来该疾病的治疗提供一些思路；同时，注意联合应用钙剂和维生素D，以预防糖皮质激素性骨质疏松（glucocorticoid induced osteoporosis，GIOP）。

本病预后良好，文献中未见严重合并症的报道。但由于发病率低、临床少见，故容易漏诊，在患者反复低血糖发作而又无胰腺占位时一定要考虑本病的可能。临床工作中IAA检测应当作为低血糖的常规检测项目。

参考文献

[1]JIAN-PING CHU，XIAO-WEI ZHENG，JIE L U，et al. Insulin-induced autoimmune syndrome：A case report［J］. Exp Ther Med，2016，12（5）：3359-3362.

[2] UCHIGATAY，EGUCHIY，TAKAYAMA-HASUMI S，et al. Insulin autoimmune syndrome（Hirata disease）：clinicalfeatures and epidemiology in Japan［J］. Diabetes Res ClinPract，1994，22（2-3）：89-94.

[3] CHIH-TING S U，YI-CHUN LIN. Hyperinsulinemic hypoglycemia associated with insulin antibodies caused by exogenous insulin analog［J］. Endocrinol Diabetes Metab Case Rep，2016，2016.

[4]ZHAO TY，LI F，XIONG Z Y. Frequent reoccurrence of hypoglycemia in a type 2 diabetic patient with insulin antibodies［J］. Mol Diagn Ther，2010，14（4）：237-241.

[5]卜石，杨文英.自身免疫性低血糖症［J］.中国糖尿病杂志，2007，15（1）：60-61.

（撰写者：吴丽娜；指导老师：赵艳艳）

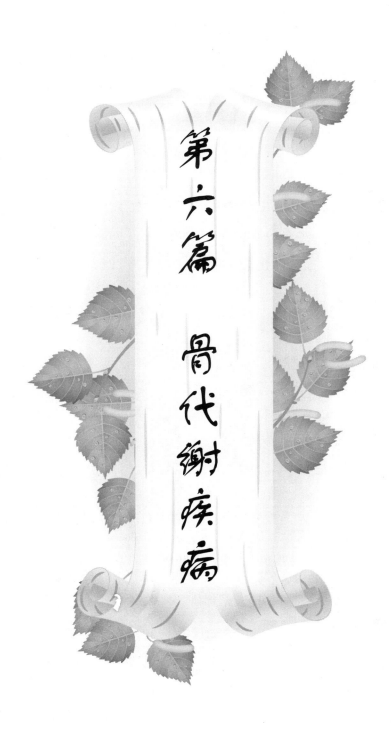

第六篇　骨代谢疾病

杵状指（趾）—多汗—皮肤油腻

一、病史与查体

患者，男，17岁，以"发现指（趾）端肥大16年"以主诉入院。16年前（1岁左右）家属发现其手指端增粗、肥大，足趾增粗，呈杵状，伴全身皮肤多汗、易油腻，并逐渐出现右脚踝增粗、右下肢膝关节以下肿胀，非指凹性。不伴四肢关节疼痛、活动障碍，无鼻、唇肥厚及头面部皮肤松弛、无皱纹样改变，无头痛、视野缺损或视力下降，无慢性咳嗽咳痰、胸闷、心慌、气促，夜间无打鼾症状，无长期慢性腹痛、腹泻。未诊治。2年前曾就诊于当地医院，查心、肺功能等未见异常（患者叙述，未见报告），未治疗。自发病以来，食欲正常，睡眠正常，大小便正常，精神正常，身高及体重增加与同龄人相似。

既往史无特殊，父母非近亲结婚，其祖父有疑似类似体征（已故，未能核实），外祖父母、祖母、父母、姐姐均无类似表现。

个人史：患者系第2胎第2产，母孕30周早产，母孕期无特殊用药史。患者出生时无窒息，出生体重为2.3 kg，身长不详。出生后母乳喂养至6个月添加辅食，否认喂养困难，患者会坐、出牙时间与同龄儿相似，1岁2个月左右会走，生长发育过程正常，智力发育正常，约14岁左右青春期启动、身高增长加快。

查体：P 76次/min，BP 119/81 mmHg，H 182 cm，Wt 80 kg，BMI 24.15 kg/m^2，面部皮肤多油，无鼻翼增宽、口唇肥厚、无牙裂增宽及颌骨突出。胸廓无畸形，双肺呼吸音清，未闻及干湿啰音，心前区无隆起，心律齐，心脏听诊未闻及杂音。手足呈杵状指、趾（图6-1），右下肢膝关节以下肿胀（非指凹性），双下肢皮肤无发红及皮温异常，膝关节下15 cm处双下肢周径相差2.0 cm。余无特殊。

二、实验室及影像学检查

患者入院后予完善实验室及影像学检查如下：

常规项目：血、尿、便常规化验，肝、肾功能化验结果正常，血气分析结果正常。

糖化血红蛋白5.2%（4~6.5）。

甲状腺功能：FT$_3$4.60 pmol/L（3.8~7）；FT$_4$13.52 pmol/L（7.9~18.4）；

TSH 1.89 μIU/mL(0.34~5.6)。

性激素:促卵泡刺激素 2.86 mIU/mL;促黄体生成素 5.65 mIU/mL;雌二醇 33 pg/mL;孕酮 0.37 ng/mL;睾酮 5.21 ng/mL;泌乳素 11.70 ng/mL。

GH 0 分:0.5 ng/mL(0.06~5);IGF-1:10.7 ng/mL(7~45)。

骨代谢相关指标:血钙 1.35 mmol/L(1.15~2.1);镁 1.68 mmol/L(1.12~2.06);PTH 42.1 pg/mL(15~65);25-羟基维生素 D_3 6.6 ng/mL(>18);骨钙素 36.3 ng/mL(18~30 岁:24~70;30~50 岁:14~46)。

心电图及心脏超声、胸部 CT 未见异常未见明显异常。

肺功能:肺活量正常,第一秒时间肺活量(FEV1)正常,一秒率正常;肺总量正常,残气量正常,残气量/肺总量正常,弥散量正常。提示:肺通气功能正常,肺弥散功能正常。

X 射线检查:双手远节指骨骨质增生,指端骨质溶解,远节手指肥大(图6-2);双侧桡骨远端及双侧胫腓骨远端骨膜增厚伴局部骨质增生(图6-3);头颅骨质增生(图6-4);右侧胫骨近端低密度影,性质待查(图6-5)。

MRI 检查(图6-6):①右侧胫骨上端偏心性囊性病变,考虑良性病变,动脉瘤样骨囊肿? ②右侧膝关节及小腿周围皮下组织轻度水肿。

基因检测:HPGD 基因第 3 外显子 c.310_311delCT 纯合突变(图6-7),其父母均为携带者(图6-8)。

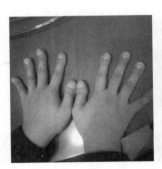

图 6-1　杵状指

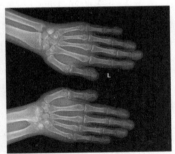

图 6-2　双手 X 射线检查

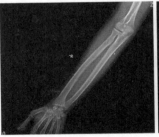

A

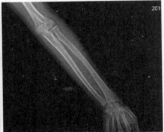

B

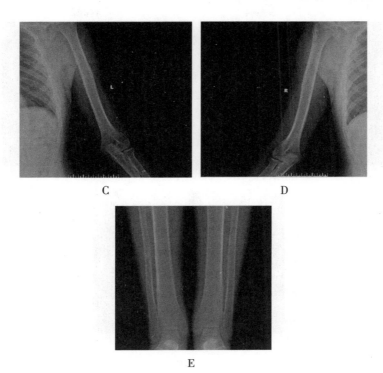

C　　　　　　　　　　　D

E

图 6-3　双侧桡骨远端及双侧胫腓骨远端 X 射线检查

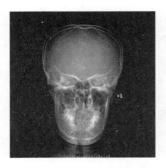

图 6-4　头颅 X 射线检查

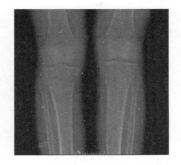

图 6-5　右侧胫骨近端低密度影

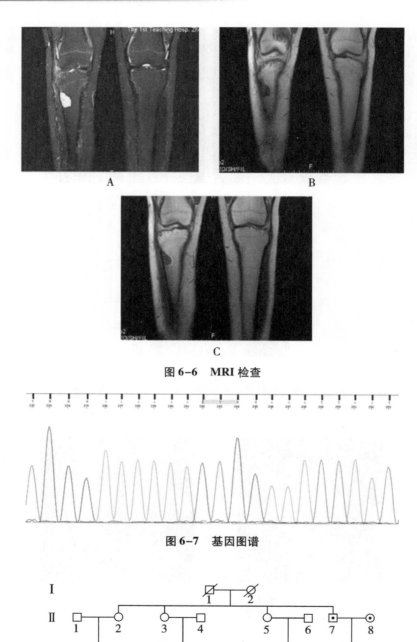

图 6-6　MRI 检查

图 6-7　基因图谱

图 6-8　家系图

三、诊治经过

该例青年患者,儿童期起病,主要表现为手指、足趾端肥大,皮肤多汗、油腻,X 射线可见局部骨膜增厚,有可疑家族史,基因检测提示存在皮肤骨膜增厚症,诊断明确。由于患者仅有杵状指、趾,无明显关节疼痛、面容变丑,暂未应用 NSAID 类药物,密切随诊观察。另外,患者存在维生素 D 缺乏,建议口服维生素 D,800 U/d,多晒太阳。右胫骨上端囊性变请骨科会诊后建议手术治疗,患者出院后于河南省人民医院行手术治疗,病理结果为"符合干骺端纤维性缺损(右胫骨);免疫组化结果:MDM2(部分+)、CD34(血管+)、CD68(+)、SMA(血管+)、CP(−)、CD163(+)、S−100(−)、LYS(+)、Ki−67(约 3%)"。

四、最终诊断

1. 皮肤骨膜增厚症(不完全型)。
2. 维生素 D 缺乏症。
3. 右胫骨动脉瘤样骨囊肿。

五、总结讨论

皮肤骨膜增厚症(pachyermoperiostosis,PHO)又称原发性肥厚性骨关节病,是一种罕见的病因不明的遗传性疾病,有显著家族性发病倾向,遗传方式可为常染色体显性遗传或具有不同外显率的常染色体隐性遗传[1]。临床表现为皮肤增厚,头面部可见沟回状皱襞,汗腺、皮脂腺分泌增加;骨骼受累可以表现为皮质骨增厚,也可以表现为肢端溶解等破骨性改变;腹胀、腹痛、腹泻等胃肠道受累表现;部分患者可有贫血等血液系统受累的表现。辅助检查 X 射线主要表现为不规则的骨膜增生,肢端骨质溶解[2];受累皮肤的组织病理可表现为表皮层增生、肥厚、角化,真皮层胶原纤维增生、聚集成片,汗腺、皮脂腺肥大。实验室检查方面一般无明显异常,少数患者可有贫血及血清碱性磷酸酶升高[3]。

皮肤骨膜增厚症主要诊断标准包括[1,3]:①杵状指(趾);②皮肤增厚;③骨膜增生。次要标准包括:①皮脂溢出;②毛囊炎;③多汗;④关节炎/关节痛;⑤指(趾)端骨质溶解;⑤胃溃疡和(或)胃炎;⑦自主神经综合征如脸红、苍白;⑧肥厚性胃病;⑨脑回状头皮。符合 3 条主要标准和数条次要标准可诊断为完全型 PHO;2 条主要标准和数条次要标准者为不完全型;1 条主要标准和数条次要标准者为轻型。该例患者儿童期起病,临床有典型杵状指(趾),伴皮肤多油、多汗,辅助检查 X 射线发现骨膜增厚、指端骨质溶解。

符合 2 条主要标准和两条次要标准,为不完全型皮肤骨膜增厚症。

对于该病的发病机制,目前研究认为与 PGE2 代谢障碍有关[4~7]。参与前列腺素转运与代谢的基因 SLCO2A1 基因和 HPGD 基因编码突变均可引起 PGE2 堆积,导致该病的发生。根据受累基因不同原发性肥厚性骨关节病分为 Ⅰ 型和 Ⅱ 型。由 HPGD 基因突变引起的称为 Ⅰ 型,HPGD 基因编码 15-羟基前列腺素脱氧酶,该基因突变致使 PGE2 灭活障碍。SLCO2A1 基因突变者为 Ⅱ 型,该基因编码前列腺素运输蛋白(PGT),突变将导致 PGT 发生变异,使 PGE2 的不能正常运输进入细胞内进行代谢。从而导致循环中 PGE2 水平升高,引起皮肤、关节、消化系统等受累等相关临床表现。Ⅰ 型和 Ⅱ 型在发病年龄和性别方面有显著区别,Ⅰ 型起病年龄较早,峰值出现在 1 岁左右,男女比例相当;Ⅱ 型多在青春期前后起病,具有性别依赖性,男性为主,女性患者少见且表现为不完全型。本例患者起病时 1 岁左右,基因检测提示存在 HPGD 基因突变,符合 Ⅰ 型皮肤骨膜增厚症。

鉴别诊断方面,皮肤骨膜增厚症需与以下疾病进行鉴别。①肢端肥大症:肢端肥大症患者也可有手足粗大、皮肤肥厚等表现,但除四肢骨骼改变之外还可见到颅面骨改变,可有 GH、IGF-1 升高,且肢端肥大症发生于骨骺闭合后的年龄,该患者自幼起病,查 GH、IGF-1 均正常,不支持肢端肥大症。②继发性肥厚性骨关节病:常继发于肺部疾病、循环系统疾病以及肿瘤等,患者无相关临床表现,且入院后查胸部 CT、肺功能、血气分析、超声心动图均未见明显异常,不支持继发性肥厚性骨关节病。

另外,本例患右胫骨干骺端纤维性缺损与皮肤骨膜增厚症的相关性不明确,未见相关报道。

治疗方面:该病主要是因 PGE2 代谢障碍、堆积所致,目前还没有根治 PHO 的特效方法,可应用 NSAID 类药物抑制前列腺素的合成[8],降低循环中 PGE2 水平。服药后数月后面容及皮肤改变可有所改善,但停药后症状则可能有所恢复。长期用药也会加重消化道症状,可试用选择性相对较高的 COX2 抑制剂,如依托考昔,并在用药过程中监测症状及不良反应。针对皮肤油腻症状可应用异维 A 酸对症改善治疗,严重影响容貌或功能者可行面部整形手术。

总结:皮肤骨膜增厚症是较为罕见的遗传性代谢性骨病,且由于不完全型患者和轻型常不引起严重健康问题,多数患者未就诊。也由于既往基因检测技术的限制、医务人员对该病的认知缺乏,易造成该病的漏诊和误诊,延误治疗影响患者生活质量,因此我们应积极提高对该病的认识及诊疗水平。

参考文献

[1] CASTORI M, SINIBALDI L, MINGARELLI R, et al. Pachydermope-riostosis:an update[J]. Clinical genetics,2005,68(6):477-486.

[2] JAJIC Z, JAJIC I, NEMCIC T. Primary hypertrophic osteoarthropathy: clinical, radiologic, and scintigraphic characteristics [J]. Archives of medical research,2001,32(2):136-142.

[3] ZHANG Z,ZHANG C,ZHANG Z. Primary hypertrophic osteoarthropathy:an update[J]. Frontiers of medicine,2013,7(1):60-64.

[4] BERGMANN C,WOBSER M,MORBACH H,et al. Primary hypertrophic osteoarthropathy with digital clubbing and palmoplantar hyperhidrosis caused by 15 - PGHD/HPGD loss - of - function mutations[J]. Experimental dermatology,2011,20(6):531-533.

[5] DIGGLE C P, CARR I M, ZITT E, et al. Common and recurrent HPGD mutations in Caucasian individuals with primary hypertrophic osteoarthropathy [J]. Rheumatology,2010,49(6):1056.

[6] ZHANG Z, XIA W, HE J, et al. Exome sequencing identifies SLCO2A1 mutations as a cause of primary hypertrophic osteoarthropathy[J]. The American Journal of Human Genetics,2012,90(1):125-132.

[7] SEIFERT W, KÜHNISCH J, TÜYSÜZ B, et al. Mutations in the prostaglandin transporter encoding gene SLCO2A1 cause primary hypertrophic osteoarthropathy and isolated digital clubbing[J]. Human mutation,2012,33(4):660-664.

[8] PATRIGNANI P,CAPONE M L,TACCONELLI S. Clinical pharmacology of etoricoxib:A novel selective COX-2 inhibitor. Expert OpinPharmacother,2003,4(2):265-284.

（撰写者：张丽侠；指导老师：郑丽丽）

反复腰痛—身高变矮—贫血

一、病史与查体

患者,女,69岁,以"腰背痛13年,下肢疼痛3个月"为主诉入院。

现病史:患者于13年前摔伤后出现腰背部疼痛,不影响日常生活,未诊治。后逐渐出现驼背、身高变矮,仍伴有腰背部疼痛,劳累、负重时加重,可下床活动,未诊治。7年前出现腰背部疼痛加重,行走困难,于当地医院就诊,检查腰椎MRI示:腰椎压缩性骨折(患者自述,未见报告和影像资料),行手术治疗(具体不详)。3年前因腰背部疼痛加重就诊于当地医院,查骨密度显示骨质疏松(具体不详),规律口服"碳酸钙600 mg/d,阿法骨化醇0.25 μg/d",疼痛无明显好转。5个月前出现左肩部疼痛,当地医院给予"理疗"(具体不详),疼痛稍好转。3个月前出现双下肢疼痛,活动后加重,右下肢为著,逐渐出现翻身行走困难,至当地医院查血常规显示血红蛋白64 g/L,测腰椎骨密度$L_{1\sim4}$T值为−4.0,给予"碳酸钙1 200 mg/d、阿法骨化醇0.5 μg/d,口服;鲑鱼降钙素50 IU/d,皮下注射"。2月前改为"鲑鱼降钙素鼻喷剂200 IU/d,口服碳酸钙1 200 mg/d和阿法骨化醇0.5 μg/d"继续使用至今,上述症状无明显改善。病程中,无尿路排石、食欲减退、肉眼血尿及乏力等症状。为进一步诊治来我院,门诊以"骨质疏松查因"收入我科。自发病以来,神志清,精神一般,食欲正常,睡眠差,大小便正常,体重减轻5 kg,身高缩短6 cm。

既往史:"高血压"病史30年,最高达180/90 mmHg,口服"硝苯地平缓释片5 mg/d",血压波动于140/90 mmHg左右。"冠心病"病史5年,服用"单硝酸异山梨酯、心脑康、双嘧达莫"(具体不详)。"反流性食管炎"病史5年,间断口服"奥美拉唑胶囊"。5年前因"子宫肌瘤"行"子宫切除术",术中输血,具体不详。对"阿司匹林"过敏,表现为全身皮疹、瘙痒。

个人史:3年前开始喝牛奶250~500 mL/d,每日晒太阳20~30 min。余无特殊。无烟酒等不良嗜好。婚姻史无特殊。

月经生育史:16岁初潮,月经周期26~30 d,行经3~4 d,末次月经47岁。既往月经规律。育有1子1女,人工流产1次,1子和1女分别哺乳至1岁5个月和1岁3个月。

家族史:否认"骨折及骨质疏松"家族史。无家族遗传病史。

198

查体:T 36.5 ℃,P 80 次/min,R 19 次/min,BP 131/79 mmHg,H 152 cm,Wt 49 kg,BMI 21.2 kg/m²。神志清楚,自主体位。贫血貌。查体合作。全身皮肤黏膜无黄染,无皮疹、皮下出血。全身浅表淋巴结未触及。甲状腺无肿大。胸廓畸形、挤压痛,双肺呼吸音清,未闻及明显的干、湿性啰音。心律齐,心脏各瓣膜听诊区未闻及杂音。腹软,无压痛、反跳痛,肝脾于肋缘下未触及。脊柱后凸畸形,活动受限。双下肢无水肿。生理反射存在,病理反射未引出。

二、实验室及影像学检查

入院后完善相关检查:血常规 WBC $8.6×10^9$/L,Hb 61 g/L,PLT $102×10^9$/L,RBC $3.1×10^{12}$/L,之后复查血红蛋白结果如表6-1。

表6-1 血红蛋白检查

时间	11 月 23 日	11 月 30 日 输血后	12 月 11 日 输血后	12 月 26 日
血红蛋白(g/L)	61.0	83.0	111.0	101.0

肝功能:ALT、AST、GGT、胆红素正常,ALP 68 U/L(35~105),白蛋白 32.9 g/L↓(35~55),球蛋白 77.1 g/L↑(20~35)。

电解质:血钙 2.65 mmol/L(2~2.7),血磷 0.97 mmol/L(0.81~1.9)。

24 h 尿电解质:钾 53.21 mmol/24 h(25.6~100)、钠 152.3 mmol/24 h(130~217)、钙 3.88 mmol/24 h(2.5~7.5)、磷 19.17 mmol/24 h(16.1~42)、氯 166.8 mmol/24 h(110~250)。注:24 h 尿量:2.38 L。

尿常规、动脉血气分析、肾功能、凝血功能、大便常规、传染病等未见异常。

尿蛋白/尿肌酐(ACR):14.84 mg/mol↑(0~3)。

双能 X 射线骨密度测定(DXA,Hologic)显示见表6-2。

表6-2 双能 X 射线骨密度测定

项目	L_1	NECK	TOTAL
BMD(g/cm²)	0.663	0.560	0.626
T 值	−3.8	−3.1	−3.5

骨转换标志物:甲状旁腺激素(PTH)55 pg/mL(15~65),25(OH)D 11.20 ng/mL↓(>18),骨钙素(N-MID)10.8 ng/mL↓(14~46),总 1 型胶

原氨基酸端延长肽（PINP）23.35 ng/mL（16.89～65.49），β 胶原特殊序列
（β-CTX）1.12 ng/mL↑（<0.854）。

继发性骨质疏松的病因筛查：甲状腺功能、ACTH-COR 节律，24 h 尿游
离皮质醇、结缔组织全套未见异常。

性激素 6 项显示：促卵泡刺激素（FSH）67.8 mIU/mL（25.8～134.8），促
黄体生成素（LH）44.7 mIU/mL（7.7～58.5），雌二醇（E2）13.4 pg/mL
（5.0～138），孕酮（Pro）0.03 ng/mL（<0.05～0.126），睾酮（T）0.13 ng/mL
（0.084～0.481），泌乳素（PRL）12.5 ng/mL（4.79～23.3）。

性激素结合球蛋白 12.60 nmol/L（10～57）。

血清蛋白电泳见表 6-3。

表 6-3 血清蛋白电泳

指标	检测值	正常范围
白蛋白	28%	55.8～66.1
α1	2.3%	2.9～4.9
α2	4.7%	7.1～11.8
β1	2.8%	4.7～7.2
β2	4.0%	3.2～6.5
γ	58.2%	11.1～18.8
总蛋白	99.7	60～85

γ 区出现 M 条带，建议做 IF，以便分型

血免疫固定电泳见表 6-4。

表 6-4 血免疫固定电泳

指标	指标	检测值	正常范围
IgG	血清免疫球蛋白 G	2.9 g/L	7.51～15.6
IgM	血清免疫球蛋白 M	0.141 g/L	0.46～3.04
IgA	血清免疫球蛋白 G	79.40 g/L	0.82～4.53
KAP	血清 Kappa 轻链	2.04 g/L	6.29～13.5
LAM	血清 Lambda 轻链	11.5 g/L	3.13～7.23
κ/λ	轻链比值	0.1774	1.47～2.95
IF	免疫固定电泳 M 蛋白	IgA/λ 型	阴性

尿本周蛋白：阴性。

腹部彩超：肝胆胰脾未见异常，胆囊壁毛糙。

胸部 CT：①双肺炎症，右肺下叶小钙化灶。②左肺上叶小肺大泡。③双
侧胸膜增厚。④所示骨质多发密度不均，请结合临床。⑤胸腰椎多发压缩

性骨折、胸椎术后改变。⑥左侧锁骨肩峰端骨折。⑦左侧多发肋骨骨折。

胸、腰椎 MRI:①所以胸、腰、骶段椎体弥漫性信号异常,骨髓瘤? 转移瘤?请结合临床进一步明确诊断。②胸椎侧弯畸形。③胸 8、10、12、腰 2~5 椎体压缩骨折。④腰 4/5,腰 5/骶 1 椎间盘突出。⑤胸腰椎骨质增生(图 6-9)。

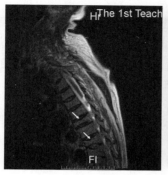
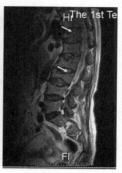

图 6-9　胸腰椎 MRI

骨髓涂片髓像分析见图 6-10。

细胞名称		血片 %	髓片 平均值	髓片 标准差	%
原始血细胞			0.08	0.01	
粒细胞系统	原始粒细胞		0.64	0.33	
	早幼粒细胞		1.57	0.60	
	中性 中幼		6.49	2.04	0.4
	中性 晚幼		7.9	1.97	1.2
	中性 杆状核		23.72	3.50	9.2
	中性 分叶核		9.44	2.92	7.2
	嗜酸 中幼		0.38	0.23	
	嗜酸 晚幼		0.49	0.32	
	嗜酸 杆状核		1.25	0.61	
	嗜酸 分叶核		0.86	0.61	0.4
	嗜碱 中幼		0.02	0.05	
	嗜碱 晚幼		0.06	0.07	
	嗜碱 杆状核		0.1	0.09	
	嗜碱 分叶核		0.03	0.05	
红细胞系统	原始红细胞		0.57	0.30	
	早幼红细胞		0.92	0.41	
	中幼红细胞		7.41	1.91	2.8
	晚幼红细胞		10.75	2.36	9.6
	原始巨红细胞		0		
	早巨红细胞		0		
	中巨红细胞		0		
	晚巨红细胞		0		
淋巴细胞	原始淋巴细胞		0.05	0.09	
	幼稚淋巴细胞		0.47	0.84	
	淋巴细胞		22.78	7.04	11.6
	异型淋巴细胞				
单核	原始单核细胞		0.01	0.04	
	幼稚单核细胞		0.14	0.19	
	单核细胞		3.0	0.88	0.8
浆细胞	原始浆细胞		0.004	0.02	5.2
	幼浆细胞		0.104	0.16	9.2
	浆细胞		0.71	0.42	42.4
其他系统	网状细胞		0.16	0.21	
	吞噬细胞		0.03	0.09	
	组织嗜碱细胞		0.03	0.09	
	组织嗜酸细胞		0.004	0.03	
	分类不明细胞		0.015	0.03	
	退化细胞		↑	↑	

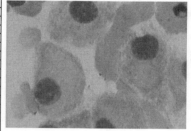

分析:
髓像
1. 取材可,涂片可,染色良好
　髓小粒(±),脂肪滴(±)
2. 骨髓增生活跃,粒:红=1.48:1
3. 粒系增生活跃,中性分叶核粒细胞比值大致正常,余阶段中性粒细胞比值减低,粒细胞形态大致正常。可见嗜酸粒细胞
4. 红系增生活跃,中幼红细胞比值减低,幼红细胞形态大致正常。成熟红细胞串钱状排列,血红蛋白充盈
5. 淋巴细胞比值减低,形态正常
6. 巨核细胞22个/片,血小板散在可见
7. 浆细胞占56.8%,原+幼浆细胞占14.4%

图 6-10　骨髓涂片髓像分析

三、诊治经过

根据病史、体格检查、实验室及影像学检查,本例患者为老年女性,主要临床症状表现为反复腰背部疼痛并多发骨折、身高变矮、贫血,查骨密度提示骨质疏松,按原发性骨质疏松症治疗效果不佳,考虑可能存在继发性骨质疏松。入院后查电解质显示血钙处于正常上限,血磷、ALP、PTH 正常,但球蛋白异常升高,同时存在贫血,考虑多发性骨髓瘤可能。完善血清蛋白电泳、血免疫固定电泳以及骨髓穿刺,最终确诊为继发性骨质疏松症:多发性骨髓瘤(IgA/λ 型),经血液科会诊转入血液科继续诊治。

四、最终诊断

多发性骨髓瘤(IgA/λ 型)。

五、总结讨论

骨质疏松症是一种以骨量减少,骨组织微结构破坏、骨骼脆性增加和易发生骨折为特征的代谢性骨病[1]。骨质疏松症随着年龄的增长而迅速增加,早期往往没有没有特异性的临床表现,给该病的早期发现和诊断带来困难。

骨质疏松症可分为原发性和继发性,前者又分为绝经后骨质疏松(Ⅰ型)和老年性骨质疏松(Ⅱ型骨质疏松症,>70 岁)。大约有超过30%的绝经后妇女和50% ~80%的男性可以找到继发性骨质疏松的线索[2]。原发性骨质疏松症是一种排除性诊断,只有排除继发性骨质疏松,才能诊断为原发性骨质疏松症。继发性骨质疏松最常见的原因有[3,4]以下几种。①内分泌紊乱:性腺功能减退、皮质醇增多症、甲状旁腺功能亢进症、甲状腺功能亢进症、高泌乳素血症、肢端肥大症、糖尿病等。②血液系统疾病:多发性骨髓瘤、淋巴增生性疾病、系统性肥大细胞增生症等。③胃肠道疾病:慢性肝病、原发性胆汁性肝硬化、乳糜泻等。④风湿性疾病:风湿性关节炎、系统性红斑狼疮、强直性脊柱炎等。⑤肾疾病:特发性肾性高尿钙、肾小管酸中毒、慢性肾病等。⑥神经系统疾病:帕金森病、多发性硬化、截瘫等。⑦家族遗传疾病:成骨不全、糖原病等。⑧其他:慢性阻塞性肺疾病、神经性厌食、艾滋病等。因此对于骨质疏松患者以及骨质疏松高危人群,尤其是有骨痛、脊柱变形、身高缩短的人群,除进行 DXA 测定外,还需进行血、尿常规,肝、肾功能,电解质,骨转换标志物,影像学检查甚至内分泌激素及多系统的检查,以排除继发性骨质疏松[5]。

结合本病例,该患者血钙处于正常高限、血磷、ALP、PTH 正常,β-CTX

升高,骨密度提示骨质疏松,同时存在贫血、球蛋白升高,因此,进一步完善了血免疫固定电泳、血清蛋白电泳和骨髓穿刺,最终明确诊断。复习文献,多发性骨髓瘤主要的诊断依据是:年龄常常大于40岁;有骨痛、贫血、血沉加快、高钙血症等临床表现;血清中出现大量 M 蛋白或尿本周蛋白;骨髓镜检显示浆细胞异常增生;其他原因不能解释的广泛性溶骨破坏及骨质疏松[6]。骨病表现是多发性骨髓瘤(MM)的重要特征之一,主要表现为骨痛、骨骼肿块和病理性骨折。骨痛常为首发症状,可见于70%以上的患者,其中以腰骶部最常见,其次为胸骨、肋骨和其他部位。早期疼痛较轻,可为间歇性或游走性,晚期疼痛剧烈,呈持续性,可随活动、负重而加重。病理性骨折可见于高达40%的患者,常见于脊椎骨,尤其是胸、腰椎,其次是肋骨、四肢长骨。磁共振技术提高了 MM 患者中骨折的发现率。多数研究显示病理性骨折是 MM 中的不良预后因素[7]。其次就是高钙血症:血钙大于 2.58 nmol/L,可见于 10%～30%的初诊患者,临床表现为恶心、呕吐、厌食、烦渴、多尿、脱水、头痛,甚至发生嗜睡、昏迷、心律失常而致死。血钙升高的原因主要是 M 蛋白与钙结合,导致血中结合钙升高,另外就是广泛溶骨性损害导致骨钙释放。除此之外,MM 还会伴有血液学相关表现,贫血是骨髓瘤最常见的症状之一,见于30%～70%的患者,多为正细胞正色素性贫血。出血见于10%～20%的初诊患者,主要表现为黏膜出血和皮肤紫癜,严重者可发生内脏出血和颅内出血。MM 同时还可合并肾损害:50%～70%的患者有蛋白尿、血尿、管型尿甚至肾功能不全[8]。

在治疗上,多发性骨髓瘤除了病变本身可导致骨质疏松性骨破坏之外,常规的化疗和放疗亦能以一定的时间-剂量效应方式进一步影响全身及局部骨结构。首先应积极治疗多发性骨髓瘤,在治疗 MM 的同时须给予骨质疏松症应有的重视,从骨质疏松症的一般治疗原则出发,除有高钙血症等明显禁忌证外,可酌情给予一定的钙及活性维生素 D 治疗[9]。二膦酸盐(Bi-sphosphonates)治疗原发性骨质疏松症、糖皮质激素引起的骨量减少及 Paget病等已取得明确疗效。在对二膦酸盐治疗多发性骨髓瘤的荟萃研究中显示,二膦酸盐可明显减少 MM 患者的椎体骨折、骨痛和骨相关事件[10]。

本例患者的诊疗过程给予我们以下启示:骨质疏松的病因诊断非常重要,对于有骨痛、骨折以及骨质疏松危险因素的人群,除常规进行骨密度检查外,还要完善生化、骨转换标志物等检查来明确诊断;对于长期抗骨质疏松治疗效果不佳的患者,需进一步进行生化和影像学检查,若合并进行性加重的贫血、球蛋白升高、高钙血症、尿蛋白阳性等均需行骨髓穿刺等排除多发性骨髓瘤引起的继发性骨质疏松症。

有一点需要补充的是,综合考虑本例患者情况,不排除多发性骨髓瘤合并原发性骨质疏松Ⅰ型(绝经后骨质疏松)同时存在,因为本例患者腰背部疼痛病史13年,近3年治疗效果不佳,疼痛明显加重。7年前发生腰椎压缩性骨折的主要原因不排除绝经后骨质疏松,因为结合当时腰椎MRI结果并未描述有异常信号存在(患者自述,未见报告和影像资料),但由于当时针对原发性骨质疏松症的治疗并不规范,因此并没有取得良好的临床效果。当3年前出现疼痛加重时可能是合并出现了多发性骨髓瘤,即使再按照原发性骨质疏松的规范治疗,给予钙剂、维生素D和降钙素仍旧效果不佳。由于患者病史较长,既往检查结果无法追溯,什么时候开始出现椎体异常信号、贫血、血钙间断升高等均不清楚,但综合该患者的实际病情,不能排除在原发性骨质疏松基础上出现了多发性骨髓瘤。

参考文献

[1]SINGER. A. Osteoporosis diagnosis and screening[J]. Clin cornerstone, 2006,8(1):9-18.

[2] OSTEOPOROSIS PREVENTION, Diagnosis, Therapy. NIH Consensus Development Panel on Osteoporosis Prevention, Diagnosis, and Therapy [J]. JAMA,2001,285(6):785-95.

[3] ROSSINI M, ADAMI S, BERTOLDO F, et al. Guidelines for the diagnosis,prevention and management of osteoporosis[J]. Reumatismo,2016,68 (1):1-39.

[4]FARYAL MIRZA,ERNESTO CANALIS. Secondary Osteoporosis:Pathophysiology and Management[J]. Eur J Endocrinol,2015,173(3):R131-R151.

[5]MIRZA F,CANALIS E. Management of endocrine disease:Secondary osteoporosis:pathophysiology and management[J]. Eur J Endocrinol, 2015, 173 (3):R131-151.

[6]WALKER R E, LAWSON M A, BUCKLE C H, et al. Myeloma bone disease:pathogenesis, current treatments and future targets[J]. Br Med Bull, 2014,111(1):117-138.

[7]REISENBUCKLER C. Multiple myeloma and diagnostic imaging[J]. Radiol Technol,2014,85(4):391-410

[8]MUMFORD E R,RAFFLES S, REYNOLDS P. Coexistent osteoporosis and multiple myeloma:when to investigate further in osteoporosis[J]. BMJ Case Rep,2015,2015.

[9]WALKER R E, LAWSON M A, BUCKLE C H, et al. Myeloma bone disease:pathogenesis, current treatments and future targets[J]. Br Med Bull,

2014,111(1):117-138.

[10] MHASKAR R, KUMAR A, MILADINOVIC B, et al. Bisphosphonates in multiple myeloma: an updated network meta-analysis[J]. Cochrane Database Syst Rev,2017,12: CD003188.

（撰写者：李冲；指导老师：郑丽丽）

反复关节疼痛、腰背痛

一、病史与查体

患者,女,72 岁。以"关节疼痛 10 年,腰背疼痛 5 年,加重 1 个月"为主诉入院。患者于 10 年前无明显诱因出现双膝关节活动时疼痛,无红肿皮温升高,休息后缓解,至当地医院就诊,完善相关检查(具体不详),诊断为"骨质疏松症",给予理疗,疼痛缓解。6 年前摔倒后出现髋关节疼痛,至当地医院给予理疗、输液等治疗,效差。5 年前出现腰背疼痛,活动后加重,可以忍受,未诊治。1 个月前上述疼痛加重,髋关节尤为明显,不能行走及自行翻身,无发热、乏力、食欲减退、多尿、腹胀等症状,至当地医院行髋关节、腰椎平片提示骨质疏松,未治疗。今为求进一步诊治来我院,门诊查 PTH 2 147 pg/mL,骨密度示:骨质疏松,以"继发性骨质疏松症:甲状旁腺功能亢进症"收住院。发病以来,无发热、关节肿胀、无口干及多饮、多尿,无尿中排石及肉眼血尿,无乏力、食欲减退,身高较年轻时变矮(具体不详)。平素神志清,精神可,食欲、睡眠、小便正常,大便常有便秘(4~5 d/次),近 10 年体重下降约 15 kg。

既往史:"冠心病"30 余年,未正规治疗。7 年前行"左肩部脂肪瘤切除术",余无特殊。

个人史:近 10 年食欲较差,体重逐渐下降约 15 kg。

月经生育史:12 岁初潮,月经周期 30 d,行经 3 d,末次月经 40,孕 0 产 0。

家族史:无特殊。

体格检查:BP 106/78 mmHg,P 84 次/min,H 160 cm,Wt 36 kg,BMI 14.06 kg/m²,平车推入,神志清楚,体型消瘦,强迫体位,驼背,无脱水貌,双肺呼吸音清,未闻及干、湿性啰音,心率 84 次/min,律齐,各瓣膜听诊区未闻及病理性杂音。四肢活动受限,膝关节、髋关节双肩关节压痛明显,双下肢无水肿,余未见明显异常。

二、实验室检查及影像学检查

入院后完善相关检查:血、尿、粪常规,空腹及三餐后血糖,甲状腺功能,凝血功能均未见明显异常。血电解质:钾 3.22 mmol/L↓、钠 141 mmol/L、钙

2.75 mmol/L、磷 0.56 mmol/L。24 h 尿电解质：钾 55.55 mmol/24 h、钠 138.78 mmol/24 h、钙 4 mmol/24 h、磷 6.97 mmol/24 h。碱性磷酸酶（ALP）>1 795.5 U/L。血清蛋白电泳、免疫固定电泳、尿本周蛋白阴性。肿瘤标志物：均在正常范围。骨标志物：总 Ⅰ 型胶原氨基端延长肽>1 200 ng/mL，维生素 D_3<3.0 ng/mL，骨钙素>300 ng/mL，β 胶原特殊序列测定 4.2 ng/mL。甲状旁腺激素（PTH）1 598 pg/mL。性激素六项：FSH 63.20 mIU/mL，LH 15.40 mIU/mL，E_2 23 pg/mL，P 0.22 ng/mL，T 0.11 ng/mL，PRL 9.53 ng/mL。

ECG 示：正常范围心电图。

骨密度检测示：骨质疏松（表 6-5）。

表 6-5　骨密度

部位	腰椎						股骨		
	L_1	L_2	L_3	L_4	总和	颈部	转子	内部	总和
T 值	-14.9	-15.2	-16.1	-13.6	-15.0	-8.33	-4.8	-12.6	-8.5

胸、腰椎 MRI：胸、腰椎多发压缩性骨折（图 6-11）。

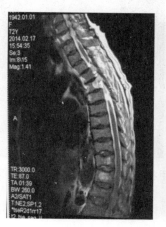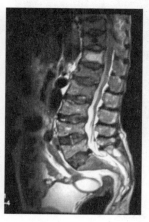

图 6-11　胸、腰椎 MRI

全身骨扫描显示：全身多处骨代谢异常活跃（图 6-12）。

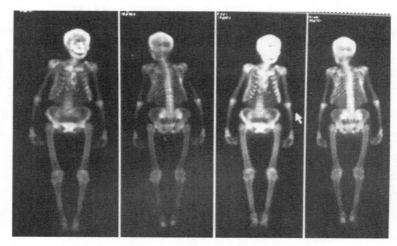

图 6-12　全身骨扫描显示

甲状旁腺 ECT:甲状腺右叶下极甲状旁腺显像阳性(图6-13)。

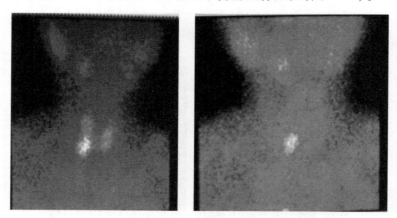

图 6-13　甲状旁腺 ECT

三、诊治经过

根据患者病史、实验室检查及影像学检查,初步诊断为:继发性骨质疏松症:原发性甲状旁腺功能亢进症(右侧甲状旁腺腺瘤)。

治疗:给予鲑鱼降钙素、伊班膦酸钠对症降钙治疗。充分评估病情后进行"右侧甲状旁腺腺瘤切除术"。术后病理:符合甲状旁腺腺瘤。

表 6-6 手术前后 PTH 变化

项目	术前	手术结束时	术后 1 h	术后 1 d
PTH（pg/mL）（15～65）	1 598	293.7	39.01	16.96

表 6-7 手术前后血电解质变化

电解质（mmol/L）	术前	术后 1 d	术后 2 d	术后 3 d	术后 5 d	术后 6 d
钾	4.81	4.81	3.09	4.14	3.8	3.94
钠	144	144	137	142	143	144
氯	106	106	107	112.6	112	107.9
钙	2.83	2.3	2.14	1.77	1.66	1.89
磷	0.65	0.65	0.35	1.89	0.44	0.48

患者术后出现低血钙，给予碳酸钙及维生素 D 对症补钙治疗。

四、最终诊断

1. 继发性骨质疏松症。
2. 原发性甲状旁腺功能亢进症（右侧甲状旁腺腺瘤）。

五、总结讨论

患者老年女性，主要表现为进行性加重的骨痛，病程内食欲较差，有大便干结，相关检查提示骨质疏松。患者骨质疏松较重，治疗前建议排除继发性骨质疏松可能。该患者血 PTH 明显升高，血电解质显示：血钙升高，血磷降低，甲状旁腺 ECT 显示甲状腺右侧叶下极甲状旁腺显像阳性，故考虑该患者原发性甲状旁腺功能亢进症所致继发性骨质疏松。

甲状旁腺疾病常可引起人体内钙、磷等矿物质的代谢紊乱及不同部位、不同程度的骨质减少，是继发性骨质疏松症的常见病因之一。而甲状旁腺功能亢进症分为原发性、继发性和三发性 3 类。

原发性甲状旁腺功能亢进症（primary hyperparathyroidism，PHPT）简称原发甲旁亢，系甲状旁腺组织原发病变致甲状旁腺激素（parathyroid hormone，PTH）分泌过多，导致的一组临床症候群，包括高钙血症、肾钙重吸收和尿磷排泄增加、肾结石、肾钙质沉着症和以皮质骨为主骨吸收增加等。病理以单个甲状旁腺腺瘤最常见，少数为甲状旁腺增生或甲状旁腺癌[1]。而该患者为右侧甲状旁腺腺瘤引起的原发性甲旁亢。

　　PHPT 根据病情程度不同,临床表现轻重不一。除乏力、易疲劳、食欲减退等非特异性症状,还可以累及机体多个系统,如:骨骼、消化系统、血液系统、泌尿系统、神经肌肉系统等。而骨骼系统受累症状常表现为全身性弥漫性、逐渐加重的骨骼关节疼痛,承重部位骨骼的骨痛较为突出,如下肢、腰椎部位。病程较长的患者可出现骨骼畸形,包括胸廓塌陷、脊柱侧弯、骨盆变形、四肢弯曲等。患者可有身高变矮。轻微外力引发病理性骨折,或出现自发骨折。纤维囊性骨炎好发于颌骨、肋骨、锁骨及四肢长骨,病变部位容易发生骨折,四肢较大的纤维囊性骨炎病变可能被触及和有压痛。患者的活动能力明显降低,甚至活动受限。牙齿松动或脱落。而该患者即有逐渐加重的疼痛,身高变矮,脆性骨折等骨骼系统表现。实验室检查方面甲状旁腺功能亢进特征性表现为血 PTH 升高,血钙升高、血磷降低,尿钙及尿磷增高。部分病人合并高碱性磷酸酶血症。骨转换生化标志物（如骨钙素、Ⅰ型原胶原 N 末端前肽或Ⅰ型胶原 C 末端肽交联等）水平升高。另外骨密度下降,X 射线检查可见普遍骨质疏松。而该患者实验室检查及化验亦有上述典型的变化。

　　具有以下临床表现时应考虑 PHPT 诊断[2]:①复发性或活动性泌尿系结石或肾钙盐沉积症。②原因未明的骨质疏松症,尤其伴有骨膜下骨皮质吸收和(或)牙槽骨板吸收及骨囊肿形成者。③长骨骨干、肋骨、颌骨或锁骨"巨细胞瘤",特别是多发性者。④原因未明的恶心、呕吐,久治不愈的消化性溃疡、顽固性便秘或复发性胰腺炎者。⑤无法解释的精神神经症状,尤其是伴有口渴、多尿和骨痛者。⑥阳性家族史以及新生儿手足搐搦症患儿的母亲。⑦长期应用锂制剂而发生高钙血症者。⑧高钙尿症[3]伴或不伴高钙血症者。⑨补充钙剂、维生素 D 制剂或应用噻嗪类利尿剂时出现高钙血症者。

　　治疗方面[4]:PHPT 的治疗包括手术治疗和药物治疗。其中手术治疗为 PHPT 的首选治疗方法。病变甲状旁腺成功切除后,血钙及 PTH 在术后短期内降至正常,甚至出现低钙血症。该患者血 PTH 在手术结束时即有明显下降,术后 1 h 即恢复至正常水平,而 1 d 后复查血钙也恢复正常水平,第 3 天则开始出现低钙血症,需要对症治疗。术后定期复查的时间为 3 ～ 6 个月 1 次,病情稳定者可逐渐延长至每 1 次。随访观察的内容包括症状、体征、血钙、血磷、骨转换指标、PTH、肌酐、尿钙和骨密度等。药物治疗适用于不能手术及无症状 PAPT 患者,旨在控制高钙血症。常有药物主要包括双膦酸盐、雌激素替代治疗（HRT）、选择性雌激素受体调节剂（SERM）及拟钙化合物。同时应嘱患者应适当多饮水,避免高钙饮食,尽量避免使用锂剂、噻嗪类利尿剂。

原发性甲状旁腺功能亢进症可以为多发性内分泌腺瘤 1 型(MEN1)的其中一种表现,因此对于甲状旁腺功能亢进症的患者要注意同时进行 MEN1 的相关检查,但该患者因家庭经济原因,拒绝此类检查。

综上,对于骨质疏松患者,在治疗前一定要排除继发性骨质疏松的可能。

参考文献

[1]中华医学会骨质疏松和骨矿盐疾病分会.原发性甲状旁腺功能亢进症诊疗指南[J].中华骨质疏松和骨矿盐疾病杂志,2014,3:187-198.

[2]KASSAHUN W T,JONAS S. Focus on parathyroid carcinoma[J]. Int J Surg,2011,9(1):13-19.

[3]WAHHER J. Hypercalcemia[J]. MMW Fortsehr Med,2010,152(36):33-34.

[4]ELSHAIE O T,WOODHOUSE N J. The Diagnosis and Management of Severe Hypercalcaemia:A simplified approach-Report of five cases[J]. Sultan QaboosUniv Med J,2010,10(3):388-395.

(撰写者:王志芳;指导老师:郑丽丽)

反复骨折—蓝色巩膜—听力下降

一、病史与查体

患者,男,23 岁,以"反复骨折 10 余年,右耳听力下降 3 年"为主诉于 2017 年 5 月入院。患者于 10 年余前摔倒后出现左侧胫骨粉碎性骨折,当地医院给予"钢板内固定术"(具体不详),术后半年愈合,无畸形愈合及功能障碍。后至北京积水潭医院就诊,行相关检查(具体不详),诊断为"成骨不全?",给予口服药物治疗(具体不详),服药 1 年自行停药。8 年余前手部稍用力后出现左肘关节骨折,当地医院给予"钢板内固定术"(具体不详),术后半年愈合,无畸形愈合及功能障碍。8 年前摔倒后再次出现左侧胫骨及左侧腓骨骨折,当地医院给予"钢板内固定术"(具体不详),术后 1 年愈合,无畸形愈合及功能障碍。3 年前无明显诱因出现右耳听力下降,无视力下降,未诊治。1 年前至医院就诊,行听力测试及左手腕关节 DR 检查(诊断不详),给予"利塞膦酸钠片 5 mg/次,1 次/d"、"仙灵骨葆胶囊 1.5 g/次,2 次/d",服药 2 周自行停用,同时给予"维生素 D_2 注射液 15 mg/次,2 次/月,肌内注射",1 月后自行停用。20 d 前至中国人民解放军总医院就诊,测甲状旁腺激素 38.72 pg/mL;25 羟维生素 D_3 15.4 ng/mL;血电解质示:钙 2.44 mmol/L、磷 0.96 mmol/L、游离钙 1.25 mmol/L;行髋关节正位片及胸腰椎正侧位片检查及双光能 X 射线骨密度检查示骨质疏松,未治疗。今为进一步诊治来我院,门诊以"骨质疏松查因"收入院。自发病以来,食欲正常,睡眠正常,大小便正常,精神正常,体重无明显改变。

既往史:无特殊。

个人史:生于河南省新乡市,足月,剖宫产,出生体重 3.15 kg,身长不详,出生时即为蓝色巩膜,脸型接近三角形,体重及身高较同龄人低(具体不详)。久居本地,无传染病接触史,无吸烟、饮酒、药物等嗜好,无从事有毒、有害工种史,无放射性物质接触史,否认冶游史。

婚育:未婚、未育。

家族史:祖父祖母体健,父母体健,父亲 H 168 cm,母亲 H 156 cm,父母非近亲结婚,系独生子女,无与患者类似疾病,无家族性遗传病史。

查体:T 36.5 ℃,P 80 次/min,R 15 次/min,BP 123/77 mmHg,H

160 cm,Wt 58.5 kg,BMI 22.85 kg/m^2,坐高 116.5 cm,上部量 83 cm,下部量 77 cm,指距 164 cm。神志清,精神可,自动体位,查体配合,全身皮肤黏膜无皮疹、出血点、色素沉着,浅表淋巴结未触及。正常面容,三角脸,蓝色巩膜,左上及右上第二磨牙可见龋齿。甲状腺未触及。关节韧带松弛,拇趾过掌征(+)。四肢无骨骼畸形。左肘关节处可见一长约 10 cm 陈旧手术瘢痕,左胫骨前侧可见一长约 10 cm 手术瘢痕。心肺腹(-),双下肢无水肿,神经系统查体未见异常(图6-14)。

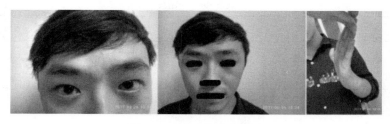

图6-14 患者的体征特点

二、实验室及影像学检查

患者入院后完善相关检查:血常规、电解质、肝功能、肾功能、甲状腺功能、凝血功能、尿常规、粪常规、传染病四项未见明显异常;血脂示:总胆固醇 5.41 mmol/L(<5.2),三酰甘油 1.00 mmol/L(<1.7),高密度脂蛋白 1.15 mmol/L(>0.91),低密度脂蛋白 3.88 mmol/L(<3.61);血电解质示:钾 4.96 mmol/L(3.5~5.5),钠 142.0 mmol/L(135~153),氯 103.0 mmol/L(90~110),钙 2.34 mmol/L(2~2.7),磷 1.43 mmol/L(0.81~1.9),镁 0.98 mmol/L(1.12~2.06);24 h 尿电解质示:24 h 尿量 1.462L(1~2),24 h 尿钾 14.15 mmol/24 h(25.6~100),24 h 尿钙 6.24 mmol/24 h(2.5~7.5),24 h 尿氯 147.66 mmol/24 h(110~250),24 h 尿钠 178.36 mmol/24 h(130~217),24 h 尿磷 9.58 mmol/24 h(16.1~42);骨标志物示:N-MID 骨钙素 37.06 ng/mL(18~30 岁:24~70 岁;30~50 岁:14~46),β 胶原特殊序列测定 0.35 ng/mL(0.03~0.573),甲状旁腺素 47.95 pg/mL(15~65),总 I 型胶原氨基酸端延 26.76 ng/mL(15.13~58.59),25-羟基维生素 D$_3$ 测定 14.06 ng/mL(>18);性激素 6 项示:促卵泡生成素 5.20 mIU/mL,孕酮 1.21 ng/mL,睾酮 T 4.33 ng/mL,垂体泌乳素 23.04 ng/mL,促黄体生成素 6.04 mIU/mL,雌二醇 37.40 pg/mL;性激素结合球蛋白 12.60 nmol/L(10~57);胰岛素样生长因子 301.00 ng/mL(116~358);血清蛋白电泳、血免疫固定电泳未见异常;类风湿全套、结缔组织全套未见异常;ECG 示:正常范围心电图;彩超示:心

内结构及功能未见明显异常;双侧颈总动脉、颈内动脉、颈外动脉、椎动脉、锁骨下动脉未见明显异常;甲状腺未见明显异常;肝弥漫性回声改变(脂肪肝);前列腺小囊肿;胸部 CT 平扫未见异常;头颅正侧位未见明显异常;脊柱正侧位未见畸形与侧凸;全身骨显像示:左侧胫骨中段骨代谢活跃灶,结合病史,符合骨折术后改变;纯音测听+中耳分析示:左耳基本正常,右耳传导性聋;骨密度测定示见表6-8。

表 6-8　骨密度

项目	L_{1-4}
BMD(g/cm^2)	0.775
Z 值	-2.9

三、诊治经过

　　根据患者病史、实验室检查及影像学检查,分析该患者为青年男性,儿童时期开始反复发生骨折,脸型接近三角形,巩膜呈蓝色,右耳听力下降,骨密度结果示重度骨质疏松,初步诊断为:骨质疏松查因:成骨不全? 进一步确诊本病,需进行成骨不全的基因测序。基因检测报告(图6-15)显示:COL1A1 基因剪接区发现 1 个杂合突变 c.1057-2A>C,已报道该变异与成骨不全 I 型有关。结合患者病史和检查结果诊断明确,为 I 型成骨不全。给予补钙,抗骨质疏松治疗:①阿法骨化醇软胶囊(法能)0.25 μg 每晚 1 片。②碳酸钙 D_3 片(钙尔奇 D)0.60 g 每晚 1 片。③唑来膦酸针(密固达)5 mg 1次/年,并嘱患者密切随诊。

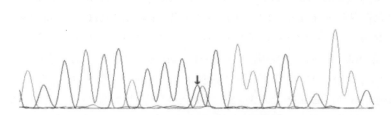

图 6-15　患者的 COL1A1 基因 PCR 产物测序结果

四、最终诊断

成骨不全：Ⅰ型。

五、总结讨论

成骨不全是一组临床脆性骨折和牙本质发育不全情况的总称，又称为脆性骨症，以骨脆弱、骨畸形、蓝色巩膜、牙齿发育不良、身材矮小等为临床特征的常染色体显性或隐性遗传性结缔组织病。其病变不仅限于骨骼，还常常累及其他结缔组织如眼、耳、皮肤、牙齿等。本病为家族遗传性疾病，新发现的散发病例则因Ⅰ型胶原基因获得性突变所致[1]。新生儿的患病率（国外）为1/2万[2]，居民中的患病率为10.6/10万。国内也有成骨不全的散发病例及家系的报道。成骨不全分为八类，Ⅰ型病情较轻，无骨畸形；Ⅱ型较重，为围产期致命型；Ⅲ型为出生后存活病例中最严重者，伴有骨畸形；而Ⅳ型的病情介于Ⅰ、Ⅱ型之间，伴有中度骨畸形[3]；2004-2007年，根据基因突变和特殊的临床表现，又将成骨不全扩展了Ⅳ～Ⅷ型。本病例为成骨不全Ⅰ型，其病情较轻，反复发生骨折但无骨畸形。

成骨不全的主要诊断标准包括：①骨质疏松，骨脆性增加；②蓝色巩膜；③牙质形成不全（dentinogenesis imperfecta）；④早发性耳硬化（premature otosclerosis）。符合4项中出现2项即可诊断为成骨不全，但病因诊断有赖于基因突变分析。鉴别诊断方面，成骨不全需与以下疾病进行鉴别：①青少年型骨质疏松：普遍性骨质疏松，椎体双凹变形或扁平椎体，脊柱的侧凸、后凸畸形和易骨折等，与成骨不全相似；但后者尚有头大，两侧颞骨外突，扁颅底，面小呈三角形，蓝色巩膜，多发缝间骨，并有家族史等，均与前者不同。但Ⅰ型成骨不全的诊断有时十分困难，凡遇青少年骨质疏松或不能用原发性骨质疏松解释的骨折均应想到Ⅰ型成骨不全可能。②骨软化症/佝偻病：佝偻病无蓝色巩膜，其矿化前沿带模糊呈毛刷状或杯口状，骺软骨盘增宽。骨软化症多见于孕妇或哺乳期妇女，有骨痛，血清钙、磷均降低。

成骨不全的治疗方面：①生长激素治疗成骨不全。骨生长不足是成骨不全的临床特征之一。一些成骨不全患者的GH/IGF-1轴功能低下。GH对成骨不全有一定疗效，可加大可交换钙池，钙含量增加（男性更明显），有利于骨矿化。此外，GH可增加胶原蛋白合成，治疗12个月后，骨的纵向生长速度增加（骨龄无变化）、骨折率下降。②双膦酸盐增加骨密度。儿童患者使用双膦双盐可获得多方面的益处，如增加BMD，降低骨折率，但对骨的强度无直接作用，对于病例的选择、疗程和用量等仍有不同意见。③热疗和对症处理成骨不全骨折。背痛常因胸、腰椎多处压缩性骨折或（和）脊柱侧弯所致,治疗包括热疗和对症处理,疼痛明显者可应用药物止痛。④截骨矫形纠正成骨不全畸形。许多成骨不全患儿伴有长骨矢状面和(或)冠状位的弯曲,如胫骨矢状面弯曲超过40°,容易发生骨折,应告知患儿父母,患儿发生骨折的危险性较大,可能需要手术干预,这种程度的弯曲常伴有顶屈、背屈运动幅度减小。手术可改善肢体畸形,提高患者生活质量。

参考文献

[1]SHAPIRO J R,SPONSELLOR P D. Osteogenensis imperfect:questions and answers[J]. Cuur Opin Pediatr,2009,21(6):709-716.

[2]FORLINO A,MARINI J C. Osteogenesis imperfecta[J]. Lancet,2016,387:1657-1671.

[3]VAN DIJK F S,PALS G,VAN RIJIN R R,et al. Classification of Osteogenesis Imperfecta revisited. Eur J Med Genet,2010,53(1):1-5

(撰写者:李珊;指导老师:郑丽丽)

反复骨折—双下肢畸形—低磷血症

一、病史与查体

患者，男，38 岁，以"双下肢无力、反复骨折十余年"为主诉于 2015 年 3 月入院。患者于 10 余年前无明显诱因出现双下肢无力，需扶持外物行走，呈持续性加重，逐渐出现下肢疼痛，伴活动受限、牙齿松动、部分牙齿脱落，当地医院查 X 射线片提示右下肢股骨骨折，对症处理后骨折可愈合，诊断为"骨质疏松"，给予"钙剂及骨化三醇（具体不详）"，间断服用数月，无明显效果而自行停药。近 10 年来无明显诱因反复出现双下肢股骨骨折，骨折可愈合。1 个月余前抽搐后出现右下肢疼痛，当地医院给予对症支持治疗（具体不详），效果欠佳。因双下肢疼痛伴活动受限，至我院就诊。自发病以来，食欲正常，睡眠正常，大小便正常，精神正常，体重无减轻。

既往史：2014 年诊断为脑梗死。否认药物、毒物接触史。

个人史：足月，顺产，出生体重及身长不详。出生发现下肢畸形，呈膝内翻。出牙时间不详，1 岁半会走路，7～8 岁换牙，常出现牙周脓肿及压痛。10 岁发现身高矮于同龄儿（具体不详）。

家族史：父母非近亲结婚。母亲自幼下肢膝内翻，常有牙周脓肿，牙齿脱落早，目前下肢、腰部疼痛明显，背部严重后突畸形。父亲、1 兄 1 弟 1 姐均体健。

查体：T 36.5 ℃，P 80 次/min，R 20 次/min，BP 125/80 mmHg，H 140 cm，Wt 47 kg，BMI 24.0 kg/m^2。轮椅推入。头颅无畸形。多颗牙齿脱落，牙齿色黄。胸廓未见畸形，串珠肋(＋)，心肺腹(－)，双侧肩关节不可上举及外展，肘关节及腕关节活动可，脊柱无畸形。双下肢呈膝内翻畸形，双侧膝关节间距 10 cm。手足镯征(＋)。

二、实验室及影像学检查

入院后完善相关检查：血钙 2.22 mmol/L(2～2.7)，血磷 0.65 mmol/L(0.81～1.9)，碱性磷酸酶(ALP)192 U/L(40～130)；24 h 尿磷 9.24 mmol/24 h；骨转换指标：PTH 55.1 pg/mL(15～65)，P1NP 157.9 ng/mL(15.13～58.59)，25-OH-D$_3$ 7.6 ng/mL，骨钙素 28.1 ng/mL(18～30 岁:24～70;30～

50 岁:14 ~ 46),β-CTX 1.1 ng/mL(0 ~ 0.573);血气分析回示:PH 7.413,HCO_3^- 29.1 mmol/L;肿瘤标志物:正常;肾磷阈 0.62 mmol/L;血清 FGF23 139.8 pg/mL(29.2 ± 13.1);DXA:Neck 0.504 g/cm^2,Z-score −3.1,Total 0.612 g/cm^2,Z-score −2.7,L1-4 1.120 g/cm^2,Z-score 0.7。DR 示:左耻骨上支假骨折,左股骨多发骨折,右股骨中段骨折。全身骨显像回示:双侧第 6 ~ 7 前肋、左侧髋关节及脊柱骨代谢较活跃,考虑骨良性病变,代谢性骨病?请结合临床;左侧耻骨、左侧股骨近端及双侧股骨中段骨代谢异常活跃,符合骨折后改变(图 6-16)。

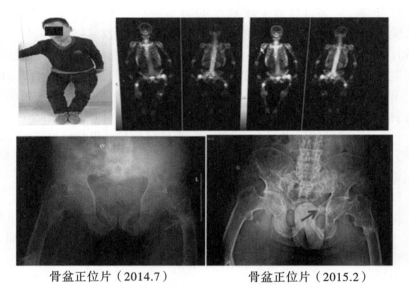

骨盆正位片(2014.7)　　　　骨盆正位片(2015.2)

图 6-16　患者的骨扫描及骨盆正位片

三、诊治经过

患者为青年男性,慢性病程,隐匿起病。主要表现为双下肢无力伴疼痛,牙齿脱落、活动障碍,辅助检查示血钙正常,血磷降低,ALP 升高,24 h 尿磷升高,X 射片提示骨盆畸形,左侧耻骨支可见假骨折线,椎体变扁及双凹变,耻骨联合模糊,考虑低血磷性骨软化症。由于先证者幼年起病,且有家族史,考虑遗传性低血磷性骨软化症可能性大。

为进一步明确诊断,行基因检测。结果提示患者 PHEX 基因存在第 14 外显子 c.1543C>T(p. Q515 *)无义突变(该家系图及 PHEX 基因目的片段的测序结果见图 6-17)。该突变位点在 100 例无关正常个体中进行验证均未发现突变,进一步查询 UCSC 排除了单核苷酸多态性的可能性。经查询人类基因突变数据库 HGMD（http://archive. uwcm. ac. uk/uwcm/mg/hgmd0. html）及 PubMed 网站,证实该突变在以往国外相关文献中已报道。

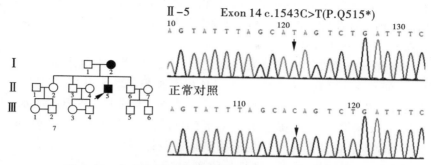

图 6-17　患者的家系图及 _PHEX_ 基因 PCR 产物测序结果

四、最终诊断

低血磷性骨软化症:X 连锁显性遗传性低血磷性骨软化症。

五、总结讨论

低血磷性佝偻病/骨软化症是一组以肾排磷增多引起低磷血症为特征的骨骼矿化障碍性疾病,分为遗传性和获得性。根据遗传方式不同,遗传性低血磷性佝偻病/骨软化症分为 X 连锁显性遗传性低血磷性佝偻病/骨软化症(XLH)、常染色体显性遗传性低血磷性佝偻病/骨软化症(ADHR)、常染色体隐性遗传性低血磷性佝偻病/骨软化症(ARHR)及常染色体隐性遗传性低血磷高尿磷性佝偻病/骨软化症(HHRH)。获得性低血磷性佝偻病/骨软化症主要是肿瘤相关性低血磷性骨软化症(tumor-induced osteomalacia, TIO)。

XLH 是临床上最常见的遗传性低血磷性佝偻病/骨软化症。该病发病率约为 1/20 000,男女发病比例无差异。XLH 患者在儿童期主要表现为下肢畸形、身材矮小及牙齿异常,影像学表现为长骨干骺端增宽和模糊,呈毛刷状、杯口样改变;成人期表现为全身乏力、身材矮小、多发骨折及骨痛等,影像学上主要表现为骨盆畸形、假骨折线及椎体双凹变。该病临床诊断往往需要依靠病史、症状、体征、生化和影像学检查的结果来进行综合判断,而且需要排除肿瘤、维生素 D 缺乏或抵抗、中毒等因素所致的骨软化。由于低血磷性佝偻病临床异质性强,常造成误诊或漏诊。本例患者因出现反复脆性骨折被误诊为骨质疏松症,给予钙剂及维生素 D 制剂效果欠佳。追问病史,发现患者自幼有下肢畸形,伴牙周脓肿,母亲有类似病史,结合患者血磷降低,24 h 尿磷升高,碱性磷酸酶升高,X 射片提示骨盆畸形,左侧耻骨支可见假骨折线,椎体变扁及双凹变,耻骨联合模糊,诊断为低血磷性骨软化症。原发性骨质疏松症患者血钙、血磷、碱性磷酸酶常正常。因此,临床上若患者出现血钙、血磷降低,碱性磷酸酶升高,与年龄不相符合的骨量减少或骨质疏松时,应进一步寻找病因。

该病部分患者成年后有自发缓解趋势,机制不清。本例患者母亲血磷正常,可能和成人后自发缓解有关。XLH 患者血 FGF23 常升高,但 *PHEX* 基因突变如何引起 FGF23 升高的机制尚不清楚[1]。本例患者血 FGF23 水平明显升高,和文献报道一致,提示 XLH 患者的低磷血症是 FGF23 相关性的。

根据临床表现及生化指标仅能得到临床疑诊,尽早地明确分子诊断对于临床诊治、改善疾病预后及进行产前咨询至关重要。本例患者基因检测结果提示 *PHEX* 基因存在第 14 外显子 c. 1543C>T (p. Q515 *)无义突变,母亲未做基因检测。截至到目前,HGMD 已报道的 *PHEX* 基因突变中,错义突变所占比例最多,其他依次是微小缺失突变、剪切位点突变、无义突变、微小插入突变、大片段缺失等。宋等[2]研究发现,根据 *PHEX*db 数据库(http://www. phexdb. mcgill. ca/ ,accessed Jan,2014),欧洲 XLH 患者最常见的 *PHEX* 基因突变类型为框移突变(24%),美洲最常见的为错义突变(40%),亚洲最常见的为无义突变(31%),可见不同人种 *PHEX* 基因突变类型有所不同。目前对于 XLH 患者表型与基因型的相关性一直存在争议[3~5]。

XLH 的标准治疗方案是中性磷联合骨化三醇,治疗效果因人而异[1]。Quinlan 等[6]研究发现,1 岁前开始治疗的患者平均身高标准差得分(HSDS)正常,而 1 岁后开始治疗的患者 HSDS 明显降低,HSDS 与性别和基因型无关。该研究提示早期治疗对于改善患儿终身高尤为重要。对于成人期的 XLH 患者,指南建议有症状的 XLH 患者需要治疗,对于改善骨痛、减轻骨软化程度、促进骨折愈合等有益[1]。经过中性磷和骨化三醇治疗后,部分患者血磷可升至正常水平,骨痛缓解,但矿化障碍不能完全纠正,提示矿化障碍不仅和血磷有关,其他的机制可能参与了骨骼的矿化。目前针对 FGF23 的治疗如 FGF23 中和抗体或 FGF23 受体阻断剂,不管是在动物实验还是上市前临床试验中都显示出良好的疗效,未来可能是低血磷性佝偻病患者主要的治疗策略[7,8]。

部分患者治疗后出现血 PTH 升高。长期中性磷治疗出现甲状旁腺功能亢进症考虑和以下原因有关:①长期服用中性磷,促进钙和磷向骨沉积,降低血钙水平,继而刺激 PTH 的合成。②摄入磷可使血磷增加,直接刺激 PTH 的合成和分泌[9]。③服磷后,血磷一过性升高,血钙下降,刺激 PTH 增多,长期的刺激使甲状旁腺功能自主[10]。肾结石或肾钙质沉着症是 XLH 患者治疗过程中常见的并发症,严重者可引起肾功能不全。因此对于 XLH 患者,治疗过程中需监测血钙及 24 h 尿钙,定期复查肾超声。

总之,临床上若遇到与年龄不相符合的骨量减少或骨质疏松时,应进一步寻找病因。尽早明确诊断,对于改善疾病预后具有重要意义。

参考文献

[1]CARPENTER T O,IMEL E A,HOLM I A,et al. A clinian's guide to X-linked hypophosphatemia[J]. J Bone Miner Res. ,2011,26(7):1381-1388.

[2]宋莹,麻宏伟,黎芳,等.X-连锁低磷性佝偻病的基因突变分析[J].中国当代儿科杂志,2013,11(15):928-931.

[3]MOREY M,CASTRO-FEIJÓO L,BARREIRO J,et al. Genetic diagnosis of X - linked dominant Hypophosphatemic Rickets in a cohort study:tubular reabsorption of phosphate and 1,25(OH)2D serum levels are associated with PHEX mutation type[J]. BMC Med Genet,2011,12:116.

[4]HOLM I A,NELSON A E,ROBINSON B G,et al. Mutational analysis and genotype – phenotype correlation of the PHEX gene in X – linked hypophosphatemic rickets [J]. J Clin Endocrinol Metab, 2001, 86 (8): 3889-3899.

[5]CHO H Y,LEE B H,KANG J H,et al. A clinical and molecular genetic study of hypophosphatemic rickets in children[J]. Pediatr Res,2005,58(2): 329-333.

[6] QUINLAN C, GUEGAN K, OFFIAH A, et al. Growth in PHEX - associated X-linked hypophosphatemic rickets:the importance of early treatment [J]. Pediatr Nephrol,2012,27(4):581-588.

[7] WÖHRLE S, HENNINGER C, BONNY O, et al. Pharmacological inhibition of fibroblast growth factor (FGF) receptor signaling ameliorates FGF23-mediated hypophosphatemic rickets[J]. J Bone Miner Res,2013,28 (4):899-911.

[8]CARPENTER T O,IMEL E A,RUPPE M D,et al. Randomized trial of the anti – FGF23 antibody KRN23 in X – linked hypophosphatemia[J]. J Clin Invest,2014,124(4):1587-1597.

[9] ALMADEN Y, HERNANDEZ A, TORREGROSA V, et al. High phosphate level directly stimulates parathyroid hormone secretion and synthesis by human parathyroid tissue in vitro [J]. J Am Soc Nephrol, 1998, 9 (10): 1845-1852.

[10]RIVKEES S A,EL-HAJJ-FULEIHAN G,BROWN E M,et al. Tertiary hyperparathyroidism during high phosphate therapy of familial hypophosphatemic rickets[J]. J Clin Endocrinol Metab,1992,75(6):1514-1518.

（撰写者:许莉军;指导老师:李志臻）

病名检索